观唇知健康

王少军　编著

南方传媒　广东科技出版社　全国优秀出版社

· 广 州 ·

图书在版编目（CIP）数据

观唇知健康 / 王少军编著. —广州：广东科技出版社，
2022.4
ISBN 978-7-5359-7839-4

Ⅰ.①观…　Ⅱ.①王…　Ⅲ.①常见病 — 中医治疗法
Ⅳ.①R242

中国版本图书馆CIP数据核字（2022）第048769号

观唇知健康
Guanchun Zhi Jiankang

出 版 人：严奉强
责任编辑：曾永琳　李　芹　王　珈
装帧设计：友间文化
责任校对：于强强
责任印制：彭海波
出版发行：广东科技出版社
　　　　　（广州市环市东路水荫路11号　邮政编码：510075）
销售热线：020-37607413
http://www.gdstp.com.cn
E-mail: gdkjbw@nfcb.com.cn
经　　销：广东新华发行集团股份有限公司
印　　刷：广州市东盛彩印有限公司
　　　　　（广州市增城区太平洋工业区太平十路2号　邮政编码：510700）
规　　格：787mm×1 092mm　1/16　印张7　字数140千
版　　次：2022年4月第1版
　　　　　2022年4月第1次印刷
定　　价：39.80元

如发现因印装质量问题影响阅读，请与广东科技出版社印制室联系调换（电话：020-37607272）。

作者简介

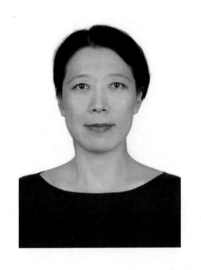

王少军，主任医师，医学博士，三级教授，博士研究生导师，辽宁省"百千万人才工程"人选。现就职于中国中医科学院针灸研究所。

现任国家国际科技合作专项评审专家，国家自然科学基金、北京市自然科学基金项目评审专家，*Evidence-based Complementary and Alternative Medicine（eCAM）* 特约审稿人，中国针灸学会灸疗分会委员，世界中医药学会联合会中医特色诊疗研究专业委员会常务理事，中国中医药信息研究会临床分会理事。曾两次获得中国政府奖学金资助赴美国匹兹堡大学医学中心及日本冈山大学医学院进行合作研究。主持国家级、省部级及院所级科研项目6项，参与国家科技部"973计划"项目、国家自然科学基金重点项目等多项课题的研究。以第一作者或通讯作者发表SCI及核心期刊论文近50篇，获省、市级科技成果奖3项。主要研究方向为针灸治疗身心性皮肤病、乳腺疾病、神经系统疾病、美容减肥的临床效应及作用机制。

前言

　　口唇上隐藏的"健康密码"你知道吗？医生在诊病时，常常观察患者舌质、舌苔的变化。在日常生活中，人们还发现当身体不舒服的时候，口唇的色泽、形态也有相应的变化。比如，当你感觉身体极度虚弱的时候，口唇的颜色常常是苍白色；当你极度生气、发怒的时候，常常会口唇发抖。这些都说明口唇色泽、形态的变化与机体的健康状况密切相关。不管是面部，还是手部、足部，都会透露出人体是否健康的蛛丝马迹。唇部也隐藏着身体的"健康密码"，如果我们能够正确解读这些密码，便可以在第一时间掌握身体的变化，同时可以为及时调理或治疗争取最佳的时机。

　　笔者在多年临床工作中发现，患者口唇颜色淡白，多数是因为缺乏气血滋养，多数人会出现气短懒言、疲倦乏力、精神不济、头晕目眩、心悸失眠等症状；导致这些症状的原因可能与脾胃亏虚、运化不足、消化吸收功能差有关，也可能是先天不足、长期操劳熬夜、气血过度耗损导致。调理的方法包括补养气血、补肾固精生血等。患者平常可以多食用枸杞子、桑椹、阿胶、大枣、山药、香菇、虾、鸡肉等食品，能起到补气血的作用。如果患者经常口唇颜色鲜红，多和体内热盛有关，实火和虚火都可能会导致唇红。热盛的患者可能会出现喉咙疼痛、牙龈肿痛、心烦气躁、口干口苦、睡眠不安、大便秘结等症状。调理的方法为清热降火。患者平常注意清淡饮食，少吃上火油腻类食品，可以多食用冬瓜、苦瓜、绿豆、海带等，这些食品有帮助降火的作用。如果患者经常口唇颜色青紫乌黑，多数是因为体内寒气过盛、寒凝血脉、气血瘀滞。患者常常会出现身体畏寒怕冷、心烦气躁、关节肌肉疼痛、胸闷胸痛、头晕头痛、女性痛经等问题。调理方法以温阳补气、行气活血为主，患者可以多食用田七、当归、益母草、黑木耳、山楂、丹参等药物及食品，还应加强体育锻炼，避食生冷。

《观唇知健康》一书讲述了观唇的基本内涵；分析了生活中常见的27种代表性唇象的"健康密码"；介绍了9种不同体质和13种临床常见疾病的唇、舌表象和发生机制、对症调养方法，以及调养后的唇、舌表象。书中附有137张图片，可以帮助读者理解不同唇象的表现特点。

本书既可以为临床医生在望、闻、问、切诊查疾病的过程中增加诊病依据，又可以为非医务工作者提供未病先防、养生保健的有效方法。本书为不同体质的人群及患有常见疾病的患者提供了膳食调养、药物调理、穴位保健、运动锻炼、情志调养、起居调摄等方面的具体调养方法。

本书在图片收集的过程中得到团队成员：曹文杰、王之彦、李彩彩等的大力支持和帮助，在此深表感谢。也要感谢前来就诊的患者，是他们给了我们展示的机会。感谢你们的一路相伴，成就了这本书。希望本书的问世，能让您的生活更加美好！

王少军

2022年2月1日

目 录
Contents

第三章 看唇舌，辨证型，对证调养

第四章　**常见病诊疗及自我调养方法**

Chapter 第一章 1

不可不知的唇诊入门知识

一　认识正常唇象

唇质荣润红活，有生气、有光泽；干湿适中，纹理清晰，柔细均匀，无裂无疮，不肿不萎，有弹性，张之能开，闭之能合，动静自如，唇周色白，隐隐可见（图1-1）。

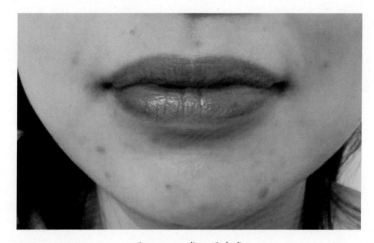

图1-1　正常口唇表象

二　唇诊可以预测疾病吗

唇诊是通过观察唇分属各部位的色泽，以及唇的形态变化，来判断相应脏腑的生理、病理变化，从而预测疾病的方法。

唇诊在疾病的临床诊断中有一定的参考价值。《素问·金匮真言论》曰："脾开窍于口。"《灵枢·阴阳清浊》曰："胃之清气，上出于口。"这些都说明了唇与脾胃的关系密切。其实唇与大肠、肝、督脉等的关系也极为密切，如《灵枢·经脉》篇记载："大肠手阳明之脉……还出夹口，交人中。"《素问·骨空论》记载："督脉者……上颐环唇。"此外，任脉、冲脉、足少阴肾经等的循行与口唇相近，说明唇与脏腑的关系极为密切。因此，唇可反映脏腑的精气状况，观唇能预知疾病。

三　唇诊要看哪些方面

唇诊是望诊的一部分，其内容包括：望唇神、唇色、唇形、唇态、唇四白。

（1）唇神

即唇的荣枯状况。唇质荣润红活，有生气、有光泽者，称其为有神；唇质干枯死板，无生气、无光泽者，称其为无神，乃为死候。

（2）唇色

即通过观察唇部的色泽变化，来判断人体脏腑的生理、病理变化，以预知人体所患病症。正常人的唇色红润、明亮，若唇色发生变化则预示着疾病的发生。

（3）唇形

即唇的形态，常人之唇，干湿适中、纹理清晰、柔细均匀、无裂无疮、不肿不萎，反之则为疾病之象，如唇裂、唇肿、唇萎、唇干、唇疔、唇疮、茧唇等。

（4）唇态

即唇的表现状态。正常唇态，张之能开，闭之能合，动静自如。唇撮、唇颤、唇㖞斜等都是唇态异常的表现。

（5）唇四白

即口唇四周、赤白肉际外缘的颜色，如果呈现为色白，隐隐可见，则为正常表现。如果颜色发生变化，则对脾胃病诊断意义较大，唇四白一般呈5种不同颜色："黄赤为热，白为寒，青黑为痛。"

四 口唇的八卦分区

唇是一个翻转（由上翻下）的八卦图，脏腑与唇为对应关系，脏腑在八卦方位上所占的区域就是唇相对应的部位（图1-2）。

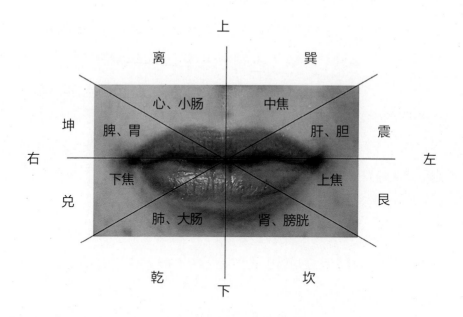

图1-2 口唇与脏腑的对应关系

将口微闭，自两口角画一横线，再自鼻中沟经上、下唇中央画一垂直于两口角的竖线，将口唇分成四等份，再画两条过直角中点的斜线，将口唇分成了八等份，每份为一个八卦方位，每个脏或腑分配在一个方位上，然后根据每个方位上的形态、色泽等来判断生理、病理变化。

乾：在口唇的下右侧，属肺、大肠。外感发热、便秘患者，可在口唇下方有阳性反应。

坎：在口唇的下左侧，属肾、膀胱。肾功能、泌尿系统功能障碍的患者，此处常有阳性反应。

艮：在口唇的左下方，属上焦、膈以上、胸背部、胸腔内脏器、颈项、头颅、五官。凡是上焦火旺的患者可在此处有阳性反应。

震：在口唇的左上方，属肝、胆。凡是肝胆有湿热、瘀热、肝胆火旺者，可有疱疹或肿胀、痛、痒等阳性反应。

巽：在口唇的上左侧，属中焦。凡是中焦疾患（包括膈肌以下、肚脐以上、上肢部、腰背部及其内脏器官）可在此处有阳性反应。

离：在口唇的上右侧，属心、小肠。凡心经、小肠经有热，鼻唇沟右侧可有阳性反应。

坤：在口唇的右上方，属脾、胃。凡是脾、胃有病可在此处有阳性反应。

兑：在口唇的右下方，属下焦（包括脐水平以下小腹部、腰骶部、盆腔、泌尿生殖系统）。凡是下焦有湿热、瘀血者，可在此处有疱疹、肿胀、烂口角等阳性反应。

Chapter

第二章

2

辨疾病，先观唇，有病早知道

一　观唇色知健康

唇色，即口唇的颜色。正常人的唇色红润而有光泽，干湿适度而有弹性。下列唇色则为病态表现。

（一）红唇——夹湿夹燥热邪盛

❶ 胭脂红色——湿热蕴结

唇色红如胭脂，鲜艳甚于常人（图2-1）。

此唇色多因脏腑久受湿热，蕴郁不解所致。若兼唇色紫，略欠鲜明者，乃寒热交杂之证。

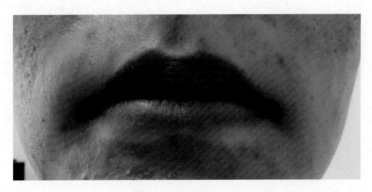

图2-1　胭脂红色唇象

❷ 唇色红如血染——热入营血

唇色红如血染，两唇闭口合缝处，隐现烟熏之色（图2-2）。

此唇色红如血染，为热入营血的表现。如果唇外侧颜色虽然红如血染，但是内侧的唇肌颜色反淡白，乃脾虚、运化不足、虚热内生之象（图2-3）。若症见清唾满口，兼有腹满胃胀、四肢疲乏、大便溏但味酸臭等，其环唇白肉多现青黄之色。

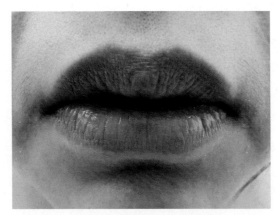

图2-2　唇色红如血染唇象

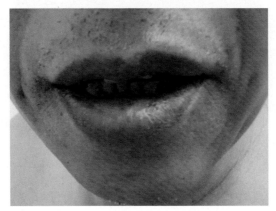

图2-3　唇外侧红而内侧唇肌淡白唇象

❸ **下唇深红——热盛之象**

下唇颜色深红（图2-4）。

下唇深红，为热盛所致。常见不适有牙痛、头痛、头晕、便秘、尿黄等。

❹ **唇色干红——血热风燥**

唇色红且干（图2-5）。

唇皮干红不润，唇色深红、无光泽，白肉处隐现紫赤，此为液燥血热之象。常见不适有热气上冲、眩晕、烦躁，或兼失血征象。

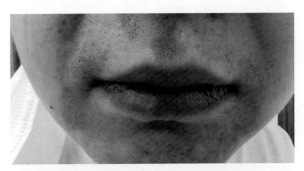

图2-4　下唇深红唇象

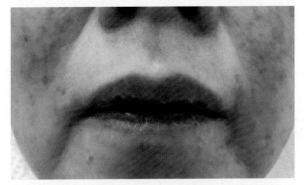

图2-5　唇色干红唇象

⑤　上下唇异色——寒热错杂

上唇深红，下唇淡白（图2-6）：为胃中伏热不解或肝胆郁热、下焦虚寒的表现。常见口气较重、口干口渴、便秘、腰膝酸软、尿频等症状。

上唇淡白，下唇深红（图2-7）：为阴虚内热，或外感风热、脾胃虚寒的表现。常见畏寒肢冷、胃脘部冷痛、腹泻、不思饮食、五心烦热、潮热盗汗等症状。

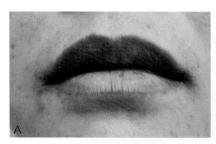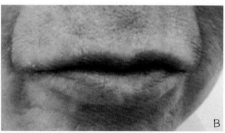

图2-6　上唇深红、下唇淡白唇象

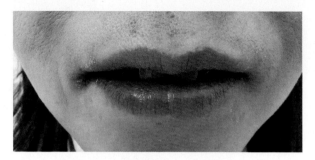

图2-7　上唇淡白、下唇深红唇象

（二）紫黑唇——痰湿瘀血邪气实

① 唇色灰黑——痰湿内停

唇色略灰黑，唇质微胖（图2-8）。

此种唇象多见于痰饮证。唇皮略现光亮，症见眩晕咳逆、大便秘结、小便溲黄，有时略感恶心，此为中阳不足、痰饮内停证。

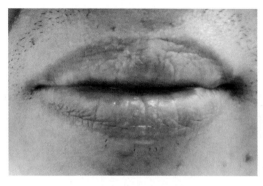

图2-8　唇色灰黑唇象

❷　唇色微黑兼紫红——实邪壅滞

唇色微黑，兼见紫红（图2-9）。

此种唇色多为内实之邪淤积在腑。症见心烦、口干思饮、腹坚满微痛、夜不能寐等。

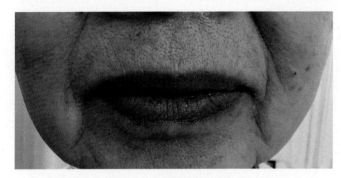

图2-9　微黑兼紫红唇象

❸　唇色乌黑皮厚——热壅上焦

唇色乌黑，唇皮略厚（图2-10）。

此种唇象多为瘀热郁于上焦，肺气失其清肃，心阳失其宣化所致，常有心悸气喘、下肢肿胀、行动困难等表现。

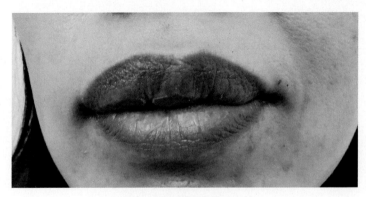

图2-10　乌黑皮厚唇象

❹ 唇色紫黑如猪肝——瘀血攻心

唇色如猪肝色（图2-11）。

唇变乌紫如猪肝之色多为血瘀不营于唇。

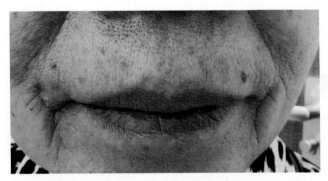

图2-11　紫黑如猪肝色唇象

（三）黄白唇——脾虚血亏身体弱

❶ 唇色淡白——气血两虚

唇色淡白，其色晦而不明（图2-12）。

此种唇色多因气血虚寒，气衰血少，不能充盈于唇所致，常有少气懒言、神情淡漠、倦怠等表现。

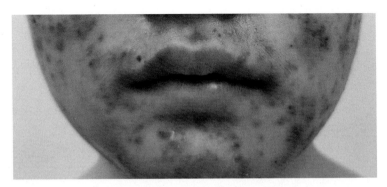

图2-12　淡白唇象

② **唇色发黄——脾虚湿困**

唇色黄（图2-13）。

此种唇色为饮食内伤，兼湿热郁于肝脾之故，主因脾虚，中运不强，易伤饮食，土弱木乘，湿热亦因之而生，常有精神倦怠、四肢困重、头晕等表现。

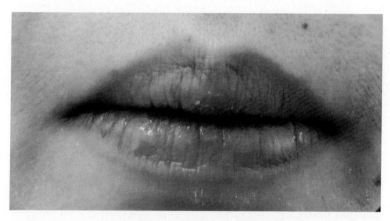

图2-13　唇色发黄唇象

二 看唇形辨疾病

唇形，即唇之形态，常人之唇，干湿适中、纹理清晰、柔细均匀、无裂无疮、不肿不萎，反之则为疾病之象，如唇肿、唇萎、唇裂、唇干、唇疔、唇疮、茧唇等。

（一）唇裂、唇肿、唇萎——阴阳虚实辨证难

① **唇裂——阴阳辨证**

唇裂指唇肌裂口，裂缝处干痛出血，唇内侧隐现黄色，唇质干燥

（图2-14）。

《类证治裁》谓此症为"心脾之热"，但亦有心脾气虚而唇裂者。寒邪郁于上焦，血郁化燥唇裂出血者，唇皮光亮，质粗厚；阴虚唇肌裂，白日不疼，入夜裂口处烧灼辣痛，此为阴虚，血中伏火之故；唇裂干痛于白日，夜则安静者，为脾阳不足，风冷之气袭犯所致。

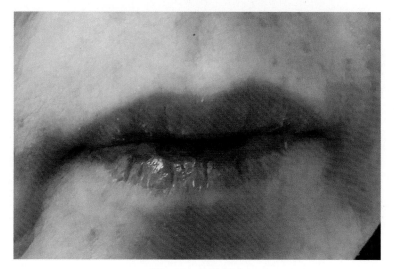

图2-14　唇裂唇象

② 唇肿——实证为热，虚证为寒

唇肿指口唇肿胀，见于上唇、下唇或上下唇（图2-15）。

"唇肿者，病气实""唇口肿胀瞤动者，风热为患也""唇赤肿为胃湿热""唇白而肿者，脾绝""鼻黑唇肿者，肺败"。可见，唇肿有虚实之分，赤而肿者，多为实为热（图2-15A）；白而肿者，多为虚为寒（图2-15B）。

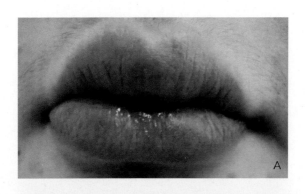

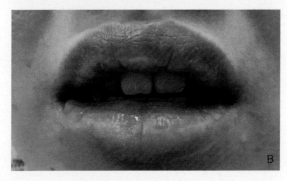

图2-15 唇肿唇象

❸ 唇萎——虚实辨证

唇萎指上下唇各收缩露齿，唇皮骤然缩短，或两唇日渐短缩，唇肌显枯萎之象（图2-16）。

人到老年肾气衰，上唇向内收缩，按生理规律来说，不算是病。如年未老而因病唇缩者，除实证而外，病势均深重。实证唇缩，唇肌略显黄色；虚证唇缩，唇肌必显枯萎之象。但又当细查唇质，如唇质荣和，病虽重亦无妨，因脏气尚未败坏；如唇质枯晦，一则病邪深入难解，一则脏气亏竭，其病势必将沉重，故非佳兆。唇缩之疾，实者多因中风闭症，或中暑，或痰闭；虚证，或因寒中三阴，或因痉厥，或因癫痛，或因脾肾元气日衰，或因暴脱。

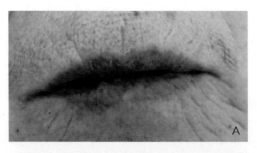

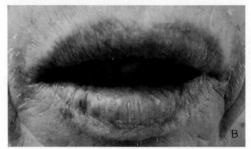

图2-16　唇萎唇象

（二）唇干、唇疔、唇疮、茧唇——邪热郁结心脾困

1　唇干——热盛伤津

唇干指口唇干燥裂开，呈现零碎小皮膜（图2-17）。

此种唇象多因里热亢盛，津液受损，此为邪热伤阴所致。另外，天

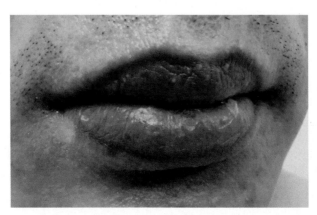

图2-17　唇干唇象

气干燥，也可因"风"致"燥"，"风"是主邪，"燥"是客邪。

❷ **唇疔——热毒炽盛**

唇疔指唇上生疔，疔头白亮，大如粟米，唇肌四周白肉烧灼红肿、剧痛（图2-18）。

唇之上下，或口角旁，生出小疔如粟，痛痒不定者，多为火毒之候。生于上、下唇者，多系脾胃火毒炽盛；生于口角者，则系心脾火毒亢盛，严重者可使人昏聩、恶心，形成走黄。

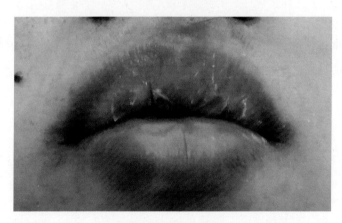

图2-18　唇疔唇象

❸ **唇疮——湿热蕴结**

唇疮指发生在上、下唇或口角的细小疮疹（图2-19）。

疮生上唇，唇质皱厚、色紫，多属心肺火郁；疮生下唇，唇质糙、色乌，多系脾经蕴热；疮生唇之四角，多是膏粱厚味沃积之邪火蕴积肠胃。唇疮多兼夹湿邪，故疮中多包含黄水，说明湿邪黏滞，火热为湿所郁。

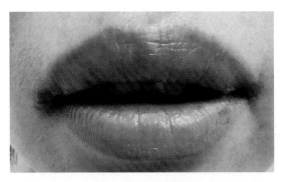

图2-19　唇疮唇象

④　茧唇——心脾积热

茧唇指上下唇绷急，唇口开合困难，饮食言笑受限（图2-20）。

热郁则口苦，郁则痰亦不利，津液不能上濡，咽喉自感不适。上唇尖属心，下唇属脾，痰火循经上犯，发生茧唇，是火热伤血之候。心脾积热不解，液聚化为痰火。若唇色乌紫，乃热积之象；兼黄色，乃积热在脾。

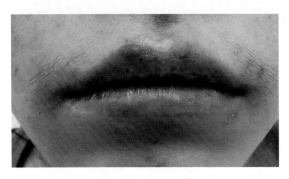

图2-20　茧唇唇象

三　望唇态识异常

唇态，即唇的表现状态。正常唇态，张之能开，闭之能合，动静自如。有些疾病则表现为唇态异常。

（一）唇撮——邪毒内盛正气虚

唇撮指上、下唇紧聚，不能自然放松、开合（图2-21）。

"唇口撮者，风入阳明之脉"，为风冷水湿秽毒之邪侵袭所致。邪毒郁结于脐部，则脐肿生疮。若正不胜邪，邪势蔓延，沿经脉流注五脏，毒入心脾，结于口舌，则口噤舌强，唇青撮口，乳不能吮，啼不出声。

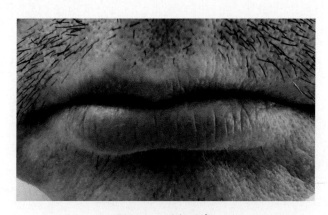

图2-21 唇撮唇象

（二）唇颤——内风暗动阳气伤

唇颤即唇肌颤动，可发生于上、下唇，其颤动不能自主，又称"唇风"。老人久病多有此象（图2-22）。

此种唇态多为感受风邪所致。脾肾虚，为内风暗动之兆，其唇色多淡胖无华。老人中阳虚衰，误服阴腻之药，致阳气愈伤，内风循脾经鼓动而唇颤；青壮年唇现颤动，多为邪火风痰犯络所致。痰火所致唇颤动，唇质多干涩紫红。

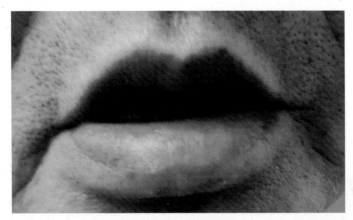

图2-22　唇颤唇象

（三）唇㖞斜——精血亏虚内风袭

唇㖞斜指唇肌㖞斜失正（图2-23）。

唇肌㖞斜，为精血内虚和气阴不足，内风乘虚袭入肌络所致，症多见于年老之人。一般正常人若出现唇肌㖞斜，多因风入血络所致，但由此所致疾病者，一般虚证多而实证少，虚证唇色既淡而亮，实证则色紫乌而皮燥多皱。

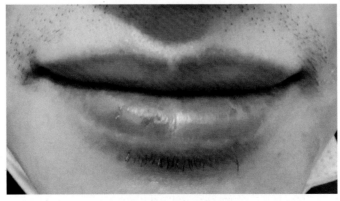

图2-23　唇㖞斜唇象

四 视唇四白诊脾胃

　　唇四白，乃口唇四周、赤白肉际外缘之色，若色白，隐隐可见，乃为正常。望唇四白颜色变化，对脾胃病诊断意义较大。

（一）黄色——胃中有热唇外黄

　　黄色指口唇四周赤白肉际外缘处色黄（图2-24）。

　　此种唇四白为阳明胃经有热的表现。

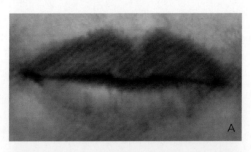

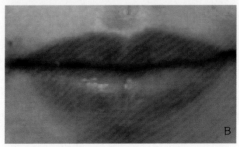

图2-24　唇四白为黄色唇象

（二）白色——脾胃虚寒唇外白

　　白色指口唇四周赤白肉际外缘处色白（图2-25）。

　　此种唇四白为脾胃虚寒的表现。

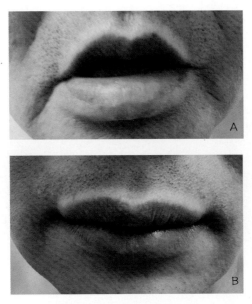

图2-25 唇四白为白色唇象

（三）红色——阴虚内热唇外红

红色指口唇四周赤白肉际外缘处色红（图2-26）。

此种唇四白为阴虚内热的表现。

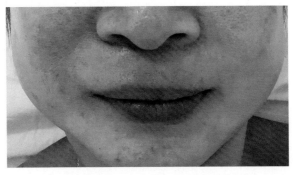

图2-26 唇四白为红色唇象

（四）青黑色——又寒又痛唇外暗

青黑色指口唇四周赤白肉际外缘处色暗（图2-27）。

此种唇四白为寒和痛的表现。

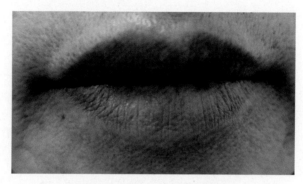

图2-27　唇四白为青黑色唇象

Chapter
第三章
3

看唇舌，辨证型，对证调养

一　气血亏虚证

气血亏虚证的人常有易出汗、气短、自汗、说话声音低怯、面色萎黄、口唇色淡、饮食不佳、容易腹胀、身体瘦弱或虚胖、易累、易犯困等表现。

（一）典型唇、舌表象及调养后的变化

❶ 典型唇、舌表象特征

〔唇象〕唇神：唇质干燥，无生气、少泽。唇形：唇干、有裂纹、破损。唇色：色淡、略黄。唇态：张口受限。唇四白：色白，隐隐可见（图3-1A）。

〔舌象〕舌质淡，舌体胖大，舌边有齿痕，苔薄略黄（图3-1B）。

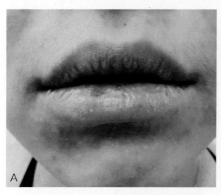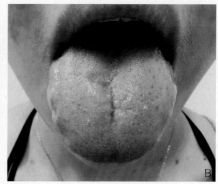

图3-1　气血亏虚证的唇、舌表象

❷ 调养后的变化

图3-1所示的唇、舌表象为一个带下（心脾气虚）、痤疮（虚热上扰）的患者。该患者表现为面部多发丘疹；排卵期白带有血，色暗；伴

有周身倦怠、乏力，月经量少、色淡等。

　　该患者经补益心脾、清虚热治疗后，面部痤疮明显减少，排卵期白带有血症状已经消失，但仍有周身倦怠、乏力等症状，需继续调理。该患者现在的唇、舌表象特征如下。

　　[唇象] 唇神：唇质干燥，缺乏生气、少泽。唇形：唇略干、纹理清晰、无裂纹。唇色：色淡。唇态：张口受限。唇四白：色白，隐隐可见（图3-2A）。

　　[舌象] 舌质淡，舌体略胖大，舌边略有齿痕，苔薄略黄（图3-2B）。

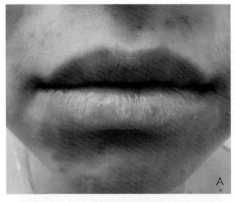

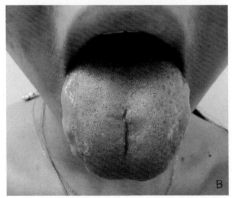

图3-2　气血亏虚证调养后的唇、舌表象

（二）常用的调养方法

❶ 膳食调养

《素问·脏气法时论》提出"五谷为养、五果为助、五畜为益、五菜为充，气味合而服之，以补益精气"的食疗方法。"五谷"是指黍、稷、菽、麦、稻等谷物和豆类，同时也习惯地将米和面粉以外的粮食称作杂粮，而五谷杂粮也泛指粮食作物，所以"五谷"也是粮食作物的统称。"五果"指桃、杏、李、枣、栗等多种鲜果、干果。它们含有丰富的维生素、微量元素和食物纤维，还有一部分植物蛋白质。"五畜"指牛、犬、羊、猪、鸡等禽畜肉食。肉类食物含有丰富的氨基酸，可以弥补植物蛋白质的不足。"五菜"指葵、韭、薤、藿、葱等各类菜蔬，能营养人体、充实脏气，使体内各种营养素更完善、更充实。菜蔬种类多，根、茎、叶、花、瓜、果均可食用。它们富含胡萝卜素、维生素C和B族维生素，也是膳食纤维的主要来源。

❷ 药物调理

脾胃功能的强弱与气虚的发生有密切联系，调理脾胃对于改善气虚非常重要。常用的药方有补中益气汤、人参健脾丸等。

❸ 穴位保健

可经常按摩百会、曲池、足三里、关元、中脘、血海等腧穴。

❹ 情志调养

气虚证患者情志方面常表现为情绪低沉、抑郁，因此要多给予关心、开导，及时了解其所思所想，鼓励他们树立对生活的信心。注意心理健康，培养开朗、乐观的性格，保持愉快的心情。

二 阳虚证

阳虚证的人肌肉不健壮，常常感到手脚冰凉，衣服比别人穿得多，夏天不喜欢吹空调，喜欢安静，性格多沉静、内向。舌质淡，舌体胖嫩，舌边有齿痕、苔润。

（一）典型唇、舌表象及调养后的变化

❶ 典型唇、舌表象特征

［唇象］唇神：唇质干枯，少泽。唇形：略干、无裂无疮、不肿不萎。唇色：上唇淡红、下唇发黄。唇态：张之能开，闭之能合，动静自如。唇四白：色白（图3-3A）。

［舌象］舌质淡，苔少（图3-3B）。

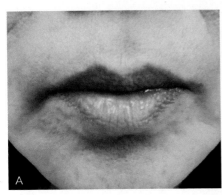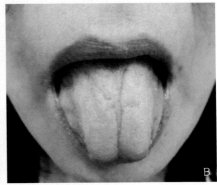

图3-3　阳虚证的唇、舌表象

❷ 调养后的变化

图3-3所示的唇、舌表象为一个肥胖（脾肾阳虚）的患者。该患者近两年经常出现精神倦怠、四肢困乏、身体逐渐发胖等症状。现该患者表

现为腹部明显发胖，能食易泻，身体困重，手、足发凉，面色萎黄，伴有头晕，大便不调，饮食可。

经对症治疗，该患者精神倦怠、四肢困乏等症状明显改善，体重减少5千克，身体灵活性增强，面色较前红润，头晕症状基本消失，手、足发凉症状明显改善，饮食可。该患者现在的唇、舌表象特征如下。

［唇象］唇神：唇质荣润红活，有生气、有光泽。唇形：干湿适中、纹理清晰、柔细均匀、无裂无疮、不肿不萎。唇色：淡红，上下唇颜色基本一致。唇态：张之能开，闭之能合，动静自如。唇四白：色白，隐隐可见（图3-4A）。

［舌象］舌质淡，舌体略胖大，苔薄白略腻（图3-4B）。

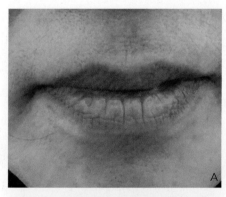

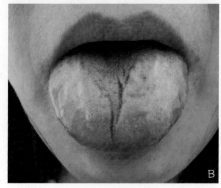

图3-4　阳虚证调养后的唇、舌表象

（二）常用的调养方法

① 膳食调养

饮食上要多吃些令身体温暖的食物，如：粮食类的面粉、高粱、糯米等；肉类的羊肉、牛肉、鸡肉、狗肉、鹿肉、公鸡等；鱼类的草鱼、鲫鱼等；菜类的韭菜、芥菜、香菜、南瓜、生姜等；坚果类的核桃、松子、腰果、花生等；水果类的荔枝、龙眼、桃子、橘子、樱桃等。

也要适当吃些熟萝卜、白菜、芹菜、青菜，以免进补过度而上火。单独吃青菜的时候需要用些热性的调料，如生姜、大蒜、胡椒等。黄芪、枸杞子可以作为炖菜煲汤的配料。身体虚弱的老人可以用虫草、人参少量多次补养。

② 药物调理

心阳虚，表现为心悸、气短（活动时加剧）、自汗、胸闷不舒或痛、面色苍白、体倦乏力、四肢厥冷、大汗出、心悸加重甚至昏迷不醒、舌质淡、舌体胖嫩、苔白、脉虚欲绝等，常用桂枝加附子汤；脾阳虚，表现为脘腹疼痛、喜温喜按、畏寒肢冷、喜热饮、大便清稀、倦怠神疲、纳食减少，或泛吐清涎、水肿、妇女白带量多而清稀，舌淡胖或有齿痕、苔白滑、脉沉弱，常用理中汤；肾阳虚，表现为神疲乏力、精神不振、畏寒怕冷、四肢发凉、腰膝酸痛、腰背冷痛、筋骨萎软，常用金匮肾气丸、右归丸加减、龟鹿二仙胶等。

常食用的温热药物：杜仲、狗脊、续断、鹿茸、肉苁蓉、菟丝子、益智仁、巴戟天等。

③ 穴位保健

选穴：关元、脾俞、命门、肾俞。

操作：上穴均可采用温和灸的方法，每天1~2次。也可配合摩擦腰肾法温肾助阳，以手掌鱼际、掌根或拳背摩擦两侧腰骶部，每次操作约10分钟，以摩至皮肤温热为度，每天1~2次。

④ 起居调摄

居住环境以温和的暖色调为宜，不宜在阴暗、潮湿、寒冷的环境下长期工作和生活。平时要注意腰部、背部和下肢保暖。日光浴、空气浴是较好的强身壮阳之法。

⑤ 运动锻炼

宜在阳光充足的环境下适当进行舒缓柔和的户外活动，尽量避免在大风、大寒、大雪的环境中锻炼。

三 阴虚证

阴虚证的人常形体消瘦、两颧潮红、手足心热、潮热盗汗、心烦易怒、不耐暑热、眼睛干涩、口干咽燥、总想喝水、皮肤干燥、大便干结、容易失眠。舌质红，舌体少津，苔少。

（一）典型唇、舌表象及调养后的变化

① 典型唇、舌表象特征

［唇象］唇神：唇质干，有皮屑，无光泽。唇形：唇干、无裂无疮、不肿不萎。唇色：淡紫。唇态：张之能开，闭之能合，动静自如。唇四白：色紫（图3-5A）。

［舌象］舌质红，苔少（图3-5B）。

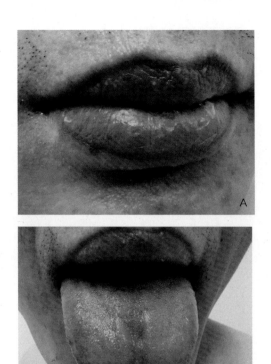

图3-5 阴虚证的唇、舌表象

② 调养后的变化

图3-5所示的唇、舌表象来自花斑癣（阴虚证）患者。该患者半年前开始出现上唇部发痒、局部皮肤发红、毛发脱落的症状。现表现为左上唇中部有片状毛发脱落（2厘米×2厘米），皮肤发白，时有瘙痒，搔抓后局部皮肤发红。睡眠不佳，饮食可，二便自调。

经对症治疗，该患者上唇毛发脱落处皮肤颜色基本恢复正常，瘙痒症状消失，睡眠改善，毛发脱落面积逐渐缩小（1厘米×1厘米）。该患者现在的唇、舌表象特征如下。

［唇象］唇神：唇质荣润红活，有生气，有光泽。唇形：干湿适

中、少量皮屑、纹理清晰、柔细均匀、无裂无疮、不肿不萎。唇色：色淡紫。唇态：张之能开，闭之能合，动静自如。唇四白：色紫（图3-6A）。

［舌象］舌质淡，苔薄白（图3-6B）。

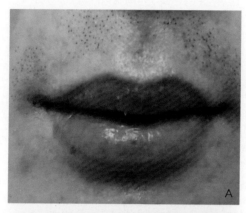
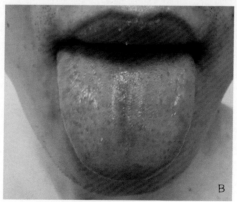

图3-6　阴虚证调养后的唇、舌表象

（二）常用的调养方法

❶ 膳食调养

阴虚证的人要忌食干姜、肉桂、丁香、茴香、核桃等辛辣刺激性的食物。羊肉、狗肉、虾都不太适合阴虚内热的人食用。煎炸烧烤的烹调方式对阴虚证的人非常不好。阴虚证的人可以多食滋补肾阴的食物，如芝麻、糯米、绿豆、龟、海参、鲍鱼、鸭肉、百合、鸡蛋、蜂蜜、燕窝、银耳、豆腐、黑豆、甘蔗、梨、猪蹄、鹅肉等，还可以吃些清甜的水果，如葡萄、柿子、雪梨、苹果、西瓜、莲藕。

② 药物调理

辨证给药，肾阴虚者，可用六味地黄丸；心阴虚者，可用天王补心丸；脾阴虚者，可用慎柔养真汤；肝阴虚者，可用一贯煎；也可吃些墨莲草、女贞子、沙参、麦冬、玉竹、百合、石斛、枸杞子、鳖甲等。

③ 穴位保健

可按揉或针刺太溪、肾俞、三阴交等腧穴。

④ 情志调养

可参加娱乐活动，自我心理调节。

⑤ 运动锻炼

多做内养操、太极拳等相对温和的运动，尽量不进行剧烈运动。

四 痰湿证

痰湿的人常形体肥胖，肌肉松弛，嗜食肥甘，神倦身重，懒动，嗜睡，口中黏腻，或大便溏，脉濡而滑，舌体胖，苔滑腻。

（一）典型唇、舌表象及调养后的变化

① 典型唇、舌表象特征

［唇象］唇神：唇质干、死板，无生气、无光泽。唇形：微胖略干、纹理清晰、无裂无疮、不肿不萎。唇色：灰暗。唇态：张之能开，

闭之能合，动静自如。唇四白：色白（图3-7A）。

〔舌象〕舌质淡，苔黄腻（图3-7B）。

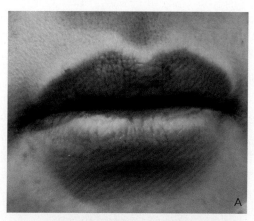

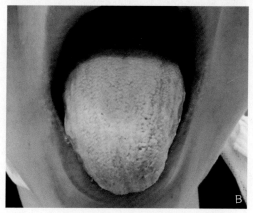

图3-7　痰湿证的唇、舌表象

❷ 调养后的变化

图3-7所示的唇、舌表象来自一个肥胖（痰湿阻滞）患者。该患者身体发胖、困重两年余，饮食可，大便不调。

经对症治疗4周，该患者身体困重症状明显改善，饮食可，大便黏溏。该患者现在的唇、舌表象特征如下。

〔唇象〕唇神：唇质干，但较前有生气，少泽。唇形：略干、纹理清晰、无裂无疮、不肿不萎。唇色：淡紫。唇态：张之能开，闭之能合，动静自如。唇四白：色白（图3-8A）。

［舌象］舌质淡红，苔黄略腻（图3-8B）。

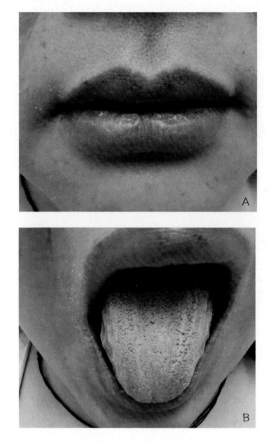

图3-8　痰湿证调养4周后的唇、舌表象

经对症治疗8周，该患者身体困重症状基本消失，饮食可，二便自调。该患者现在的唇、舌表象特征如下。

［唇象］唇神：唇质荣润红活，有生气、有光泽。唇形：干湿适中、纹理清晰、柔细均匀、无裂无疮、不肿不萎。唇色：淡红。唇态：张之能开，闭之能合，动静自如。唇四白：色白（图3-9A）。

［舌象］舌质淡，苔薄白（图3-9B）。

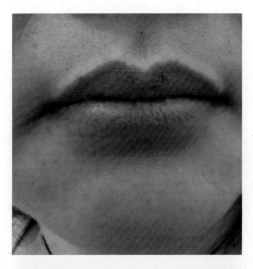

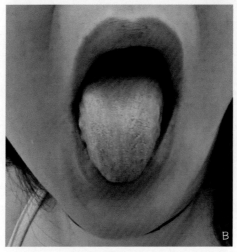

图3-9　痰湿证调养8周后的唇、舌表象

（二）常用的调养方法

① 膳食调养

痰湿证的人应少食肥甘厚味，不宜多饮酒，切勿过饱。应多食具有健脾利湿、化痰祛湿功效的食物，如白萝卜、荸荠、紫菜、海蜇、洋葱、枇杷、白果、大枣、扁豆、薏苡仁、红豆、蚕豆、包菜等。

② 药物调理

痰湿证与肺、脾、肾三脏关系最为密切，故重点在于调补肺、脾、肾三脏。若因肺失宣降，津失输布，液聚生痰者，当宣肺化痰，可选用二陈汤；若因脾不健运，湿聚成痰者，当健脾化痰，可选用六君子汤或香砂六君子汤；若肾虚不能制水，水泛为痰者，当温阳化痰，可选用金匮肾气丸。

③ 穴位保健

可针刺或按摩不容、滑肉门、中脘、天枢、外陵、足三里、丰隆、三阴交、三焦俞、脾俞等腧穴。

④ 起居调摄

养成良好的饮食、起居习惯，不可暴饮暴食。饮食方面要保持早餐丰盛、中餐吃饱、晚餐少吃的习惯。不要长期熬夜或过度疲劳。保持二便通畅。

⑤ 运动锻炼

痰湿证的人多形体肥胖，身重易倦，故应长期坚持体育锻炼，可进行散步、慢跑、球类、武术、八段锦、五禽戏及跳舞等运动。活动量应逐渐增加，让疏松的皮肉逐渐转变成结实、致密的肌肉。同时可选择一些运气功法。

五 湿热证

湿热证的人面部和鼻尖总是油光发亮，脸上易生粉刺，皮肤易瘙痒。常感到口苦、口臭，脾气较急躁。舌质偏红，苔黄腻。

（一）典型唇、舌表象及调养后的变化

1 典型唇、舌表象特征

［唇象］唇神：唇质不润、少泽。唇形：略干、纹理清晰、柔细均匀、无裂无疮、不肿不萎。唇色：紫红。唇态：张之能开，闭之能合，动静自如。唇四白：色黄（图3-10A）。

［舌象］舌质暗红，苔腻略黄（图3-10B）。

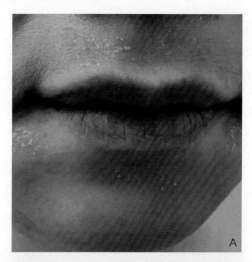

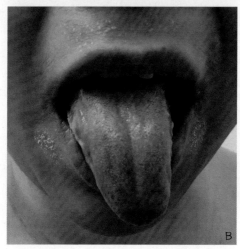

图3-10 湿热证的唇、舌表象

② 调养后的变化

图3-10所示的唇、舌表象来自"桃花癣"的患者。患者1周前，突发口唇周围瘙痒，继之出现皮疹、皮屑，皮损部位发干、发紧。饮食可，二便自调。

经对症治疗4周，该患者面部瘙痒、皮疹、皮屑及皮损部位发干、发紧症状均消失。该患者现在的唇、舌表象特征如下。

［唇象］唇神：唇质荣润红活，有生气、有光泽。唇形：干湿适中、纹理清晰、柔细均匀、无裂无疮、不肿不萎。唇色：淡紫色。唇态：张之能开，闭之能合，动静自如。唇四白：色白，隐隐可见（图3-11A）。

［舌象］舌质淡，苔薄白（图3-11B）。

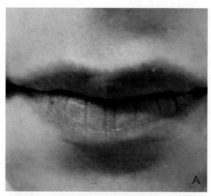

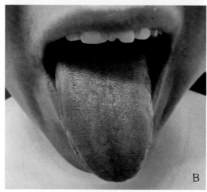

图3-11　湿热证调养后的唇、舌表象

（二）常用的调养方法

① 膳食调养

清淡饮食为首选，比如红豆、绿豆都是清热祛湿的食物，可以用来煲粥；空心菜、苋菜是降火的叶菜；黄瓜、丝瓜、冬瓜、莲藕、西瓜、荸荠等瓜果，都是不错的清热祛湿食物，湿热体质的人，可以根据自己的口味选择。尽量避免辛辣油腻厚味的食物，如辣椒、五花肉等。

② 药物调理

湿重以化湿为主，常用药如滑石、生甘草、杏仁、薏苡仁、白蔻仁、白茅根等。热重以清热为主，可选用金银花、蒲公英、野菊花、紫花地丁、黄芩、黄连、葛根等。

③ 穴位保健

可针刺或按摩三阴交、阴陵泉、阳陵泉、大椎、曲池、承山、委中、胃俞、三焦俞、脾俞等腧穴。

④ 起居调摄

养成良好的生活习惯。不要长期熬夜，或者过度疲劳。要保持二便通畅，防止湿热郁积。改正不良嗜好，如戒烟、限制饮酒。

⑤ 运动锻炼

湿热体质的人可选择进行如中长跑、游泳、爬山、打球、武术等强度大、运动量大的运动，可以消耗体内多余的热量，排泄多余的水分，达到清热除湿的目的。

六　寒湿证

寒湿包括外感寒湿和内生寒湿两个方面。外感寒湿之人因外感寒湿邪气，气血运行受阻，以关节、筋骨疼痛为常见症的证候；内生寒湿之人因寒湿内困而损伤脾阳，或脾肾阳虚而寒湿内停，以畏寒肢冷、腹痛泄泻或浮肿为常见症状。

（一）典型唇、舌表象及调养后的变化

❶ 典型唇、舌表象特征

［唇象］唇神：唇质略干，少泽。唇形：略干、纹理清晰、柔细均匀、无裂无疮、不肿不萎。唇色：略暗兼黄。唇态：张之能开，闭之能合，动静自如。唇四白：色黄（图3-12A）。

［舌象］舌质略暗，苔腻（图3-12B）。

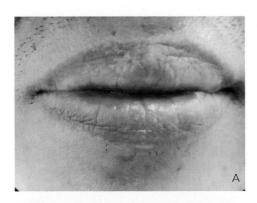

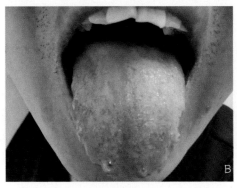

图3-12 寒湿证的唇、舌表象

❷ 调养后的变化

图3-12所示的唇、舌表象来自一个带状疱疹后遗神经痛、脾虚湿阻的患者。该患者半年前患带状疱疹（左侧面颊部），疱疹消失后，面部有色素沉着，且局部不适。现表现为左侧面部色素沉着处痛、痒，时有蚁行感，伴有胃脘部发胀、不适，食后加重，身体困重，大便不调、肛门下坠感，排便后加重等症状。

经对症治疗6周，该患者胃脘部发胀、不适症状明显改善，身体困重感基本消失，大便正常，肛门下坠感明显改善。该患者现在的唇、舌表象特征如下。

［唇象］唇神：唇质荣润红活，有生气、有光泽。唇形：干湿适中、纹理清晰、柔细均匀、无裂无疮、不肿不萎。唇色：较前红润。唇态：张之能开，闭之能合，动静自如。唇四白：色黄（图3-13A）。

［舌象］舌质略暗，苔略腻（图3-13B）。

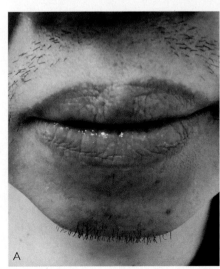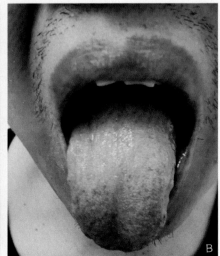

图3-13　寒湿证调养后的唇、舌表象

（二）常用的调养方法

1 膳食调养

如果有肢体沉重、手脚发凉、夜尿频等症状，多为寒湿闭阻下焦，可以用生姜、附子、肉桂、车前子、乌鸡一起熬汤饮用以温阳散寒、化湿利水；如果伴有面色淡白、倦怠乏力、咳嗽、咳白痰，多为寒湿痹阻上焦，可用枇杷叶、川贝母、银耳熬汤以宣肺化湿；如果伴有形体肥胖、口淡无味，为湿寒困阻中焦，可用当归生姜羊肉汤以温脾化湿。

2 药物调理

治疗寒湿的中药有独活、五加皮、徐长卿、威灵仙、藿香、佩兰、白术、苍术、附子、桂枝、茯苓等。它们都是散寒祛湿的中药，可以单独使用也可以配伍使用。此外，可以服用中成药治疗，例如平胃散、参苓白术散、藿香正气丸等。

3 穴位保健

极泉、阴陵泉、承山、委中、足三里、丰隆、三阴交等腧穴，可采用针灸、刮痧、拔罐、艾灸等方法。

4 泡脚

泡脚是一年四季都可以进行的调养方式，通过泡脚可以刺激足底血管扩张，促进血液循环，血液循环加快自然就可以逼出体内寒湿，让身体变暖，泡脚如果能配合足底按摩效果会更好。泡脚的水可以加艾叶、盐、醋等来增加效果。

5 起居调摄

养成良好的生活习惯，严禁熬夜。不要久居潮湿的环境中。改正不良嗜好，如戒烟、限制饮酒。

⑥ 运动锻炼

寒湿体质的人最好在阳光明媚的环境中锻炼，如爬山、打球，少做滑雪、滑冰等运动。

七 瘀血证

瘀血证之人体内血液运行不畅，瘀血阻滞气的运行，气血不畅导致心情不愉快、性情浮躁不能静心做事；瘀血阻滞脑窍，脑窍失养容易引起健忘；此外，瘀血证的人还易患失眠、健忘、痴呆、冠心病、脂肪肝、脑血栓、脑梗死、颈动脉斑块、男子精索静脉曲张等疾病。

（一）典型唇、舌表象及调养后的变化

① 典型唇、舌表象特征

［唇象］唇神：唇质荣润红活，有生气，少泽。唇形：略干、纹理清晰、柔细均匀、无裂无疮、不肿不萎。唇色：深红。唇态：张之能开，闭之能合，动静自如。唇四白：色白，隐隐可见（图3-14A）。

［舌象］舌质暗红，苔薄白（图3-14B）。

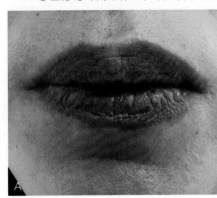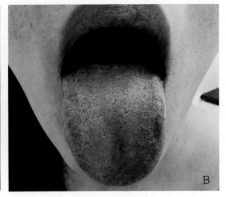

图3-14 瘀血证的唇、舌表象

❷ 调养后的变化

图3-14所示的唇、舌表象来自一个黄褐斑、腰椎间盘突出症的患者。该患者有面部色斑十余年，腰疼伴左下肢胀痛3年，时好时坏。现症状为面部有色斑，主要分布在颧部及上颌部，色斑呈深褐色，边界清；腰疼伴左下肢胀痛，行走受限；食欲不佳，睡眠差，二便自调。腰椎核磁检查显示第4腰椎～第5腰椎，第5腰椎～第1骶椎腰椎间盘突出，椎管狭窄。

经对症治疗，该患者面部色斑明显变淡，腰腿痛症状基本消失。食欲明显改善，睡眠较前略有改善，二便自调。该患者现在的唇、舌表象特征如下。

［唇象］唇神：唇质荣润红活，有生气、有光泽。唇形：干湿适中、纹理清晰、柔细均匀、无裂无疮、不肿不萎。唇色：淡粉色。唇态：张之能开，闭之能合，动静自如。唇四白：色白，隐隐可见（图3-15A）。

［舌象］舌质淡，苔薄白（图3-15B）。

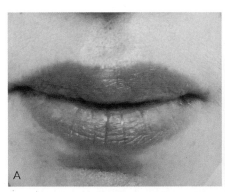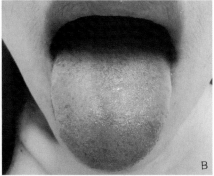

图3-15　瘀血证调养后的唇、舌表象

（二）常用的调养方法

❶ 膳食调养

瘀血证的人宜多吃补气补血、养血活血行气的食物，以促进身体血液循环，例如：桑椹、螃蟹、海蜇、墨鱼、醋、红糖、黄酒、葡萄酒等；多吃油菜、茄子、荠菜、海带等具有活血作用的蔬菜；适当多吃金橘、桃仁、番木瓜等水果；还可以用生山楂、红花泡水当茶饮。

（1）乌贼桃仁汤

原料：鲜乌贼肉250克，桃仁15克，韭菜花10克，料酒、白糖、盐各适量。

制法：将鲜乌贼肉冲洗干净，切条备用；桃仁洗净，去皮，备用；锅内倒入1000毫升清水，先放入桃仁用中火煮沸，然后加入鲜乌贼肉，加料酒、盐、白糖调味，临出锅前加入韭菜花即可。

功效：养血调经。

（2）山楂内金粥

原料：山楂片15克，鸡内金1个，粳米50克。

制法：山楂片放于锅中用小火炒至焦黄备用；鸡内金用温水洗净，烘干研成细末备用；粳米淘净，与焦山楂片、鸡内金末一起放入砂锅中，用小火煮30分钟即可。

功效：化瘀血，行气结。

❷ 药物调理

瘀血证患者宜用行气活血药以疏通气血，达到"以通为补"的目的。当归、红花、枳壳、桃仁、三七、银杏叶等行气活血药，有助于改善气滞血瘀症状。可选用理气活血化瘀方药如柴胡疏肝散，以及活血化瘀的中药如赤芍、丹参、牛膝、红花、三七等。

瘀血证患者如有情绪抑郁，应以心理疏导为主，配合疏肝理气解郁药物，如柴胡、郁金、青皮，也可用逍遥丸等中成药。

❸ 穴位保健

可自行按摩气海、膈俞、血海等腧穴。气海在下腹部，肚脐中下1.5寸。血海在大腿内侧，髌骨底内侧端上2寸。膈俞在背部，第7胸椎棘突下，旁开1.5寸。可用按摩、针刺、拔罐、刮痧等疗法。

❹ 起居调摄

保持良好心情，多想开心的事，多些宽容，少一些抱怨，在生活中做一个阳光快乐的人。

❺ 运动锻炼

瘀血证的人非常适合练太极拳、太极剑、散步、慢跑、瑜伽等相对舒缓的运动。由于瘀血证的人心血管功能较弱，不宜做大强度、大负荷的体育锻炼。如果运动时出现胸闷、呼吸困难、脉搏显著加快等不适症状，应立即停止运动。

八 气郁证

气郁证的人由于长期情志不畅、气机郁滞而形成以性格内向不稳定、忧郁脆弱、敏感多疑为主要表现。气郁证发病以肝为主，兼及心、胃、大肠、小肠。易伤情志及饮食，易产生气机不畅的病症，如郁病、失眠、梅核气、惊恐等，现代研究显示气郁证的人易生肿瘤。调理治疗宜调畅情志，疏通气机。

（一）典型唇、舌表象及调养后的变化

★ 肝风内动的典型病例

1 典型唇、舌表象特征

[唇象]唇神：唇质略干、红活，有生气、有光泽。唇形：略干、纹理清晰、柔细均匀、无裂无疮、不肿不萎。唇色：上唇白肉和人中发白，下唇深红。唇态：张之能开，闭之能合，动静自如。唇四白：色白，隐隐可见（图3-16A）。

[舌象]舌质略暗，苔薄白（图3-16B）。

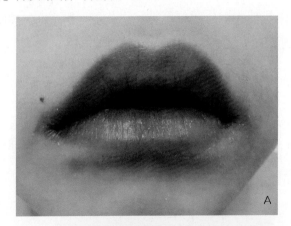

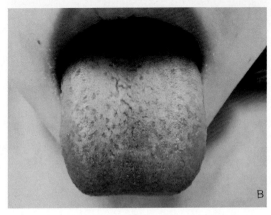

图3-16 肝风内动证的唇、舌表象

② 调养后的变化

图3-16所示的唇、舌表象来自抽动秽语综合征（肾虚脾热型）的患儿。该患儿1年前开始，无明显诱因地出现不自主的眉头抽动、耸肩，1天2~3次，1年来逐渐加重。现表现为频发不自主的眉头抽动、耸肩，1分钟3~5次，伴有注意力不集中，躁动不安，失眠多梦，睡眠时不抽动。

经对症治疗4周，该患儿眉头抽动、耸肩症状明显改善。该患儿现在的唇、舌表象特如下。

［唇象］唇神：唇质荣润红活，有生气、有光泽。唇形：干湿适中、纹理清晰、柔细均匀、无裂无疮、不肿不萎。唇色：上唇白肉和人中发白、下唇发红症状明显改善。唇态：张之能开，闭之能合，动静自如。唇四白：色白，隐隐可见（图3-17A）。

［舌象］舌质淡红，苔薄白（图3-17B）。

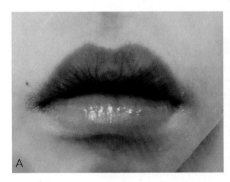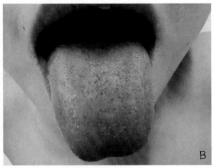

图3-17　肝风内动证调养后的唇、舌表象

★ 肝郁脾虚的典型病例

① **典型唇、舌表象特征**

〔唇象〕唇神：唇质干燥，无生气、少泽。唇形：唇干，有裂纹。唇色：色淡暗、略黄。唇态：张口受限。唇四白：色紫暗（图3-18A）。

〔舌象〕舌淡略胖，苔薄、水滑（图3-18B）。

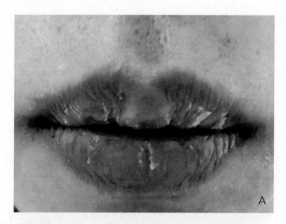

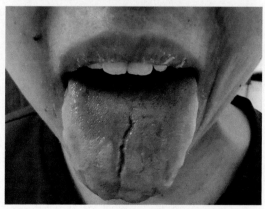

图3-18　肝郁脾虚证的唇、舌表象

② **调养后的变化**

图3-18所示的唇、舌表象来自一位酒渣鼻（肝郁脾虚）的患者。该

患者1年前开始，因工作压力大，突发鼻头瘙痒，搔抓后发红、肿胀。现表现为鼻头红肿、瘙痒，情志不遂时加重，饮食可，二便自调。

经疏肝解郁、健脾化湿治疗后，该患者鼻头红肿、瘙痒症状明显改善，目前自己感觉情绪较稳定、睡眠较好。饮食可，二便自调。该患者现在的唇、舌表象特征如下。

［唇象］唇神：唇质荣润、红活，有生气、少泽。唇形：干湿适中、纹理清晰、柔细均匀、无裂无疮、不肿不萎。唇色：色淡红、微黄。唇态：张之能开，闭之能合，动静自如。唇四白：色紫（图3-19A）。

［舌象］舌淡略胖，苔薄白（图3-19B）。

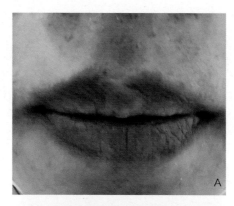

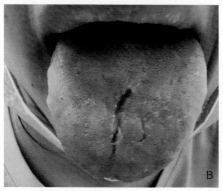

图3-19　肝郁脾虚证调养后的唇、舌表象

★ 肝郁气滞的典型病例

① **典型的唇、舌表象特征**

[唇象]唇神：唇质荣润红活，少泽。唇形：干湿适中、纹理清晰、柔细均匀、无裂无疮、不肿不萎。唇色：紫红。唇态：张之能开，闭之能合，动静自如。唇四白：色紫（图3-20A）。

[舌象]舌质暗，苔薄白（图3-20B）。

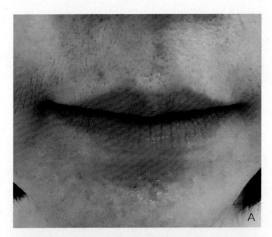

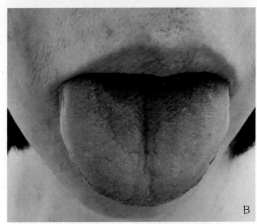

图3-20 肝郁气滞证的唇、舌表象

❷ 调养后的变化

（1）调养4周后的变化

图3-20所示的唇、舌表象来自一位荨麻疹（肝郁气滞）患者。该患者1周前因情志不遂，突发上下眼睑周围瘙痒、红肿，口服西替利嗪可改善，但不服则复发。现表现为上下眼睑周围红肿，遇热加重，畏风。饮食可，大便干，睡眠多梦。

经对症治疗4周后，该患者上下眼睑周围红肿症状基本消失，无须口服西替利嗪。但畏风，遇风或遇热复发。饮食可，二便自调，睡眠较前改善，舌质颜色明显变淡。该患者现在的唇、舌表象特征如下。

[唇象]唇神：唇质荣润红活，有光泽。唇形：干湿适中、纹理清晰、柔细均匀、无裂无疮、不肿不萎。唇色：红。唇态：张之能开，闭之能合，动静自如。唇四白：色紫（图3-21A）。

[舌象]舌质淡暗，舌体略胖，苔薄白（图3-21B）。

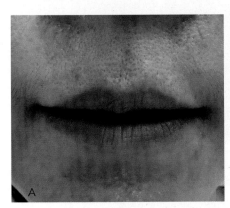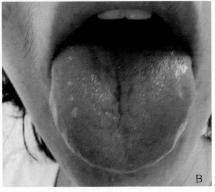

图3-21　肝郁气滞证调养4周后的唇、舌表象

（2）调养8周后的变化

经对症治疗8周后，该患者上下眼睑周围红肿症状消失，无须口服西替利嗪。无畏风、畏热症状。饮食可，二便自调，睡眠佳。舌质淡，苔

薄白，脉浮。患者痊愈。该患者现在的唇、舌表象特征如下。

　　[唇象] 唇神：唇质荣润红活，少泽。唇形：干湿适中、纹理清晰、柔细均匀、无裂无疮、不肿不萎。唇色：淡红。唇态：张之能开，闭之能合，动静自如。唇四白：色淡紫（图3-22A）。

　　[舌象] 舌质淡，苔薄白（图3-22B）。

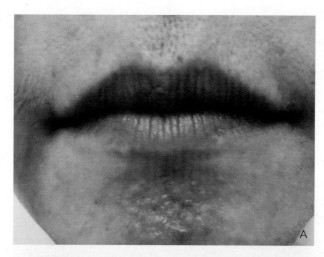

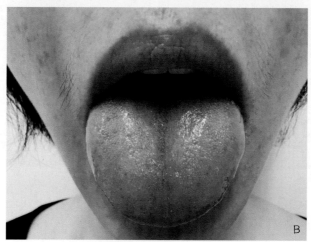

图3-22　肝郁气滞证调养8周后的唇、舌表象

（二）常用的调养方法

① 膳食调养

气郁证的人应多选用具有理气解郁、调理脾胃功能的食物，如大麦、荞麦、高粱、蘑菇、豆豉、苦瓜、萝卜、洋葱、菊花、玫瑰等。应少食收敛酸涩之物，如乌梅、南瓜、泡菜、石榴、青梅、杨梅、草莓、杨桃、酸枣、李子、柠檬等，一旦阻滞气机，气滞则血凝。此外，不可多食冰冷食品，如雪糕、冰冻饮料等。

多食行气的食物，如佛手、橙子、柑皮、韭菜、茉莉花、玫瑰花、荞麦、茴香菜、大蒜、火腿、高粱皮、刀豆、香橼等。

调养食疗方举例：百合莲子汤。原料：干百合100克，干莲子75克，冰糖75克。制作方法：将百合浸泡一夜后，冲洗干净。莲子浸泡4小时，冲洗干净。将百合、莲子置入清水锅内，武火煮沸后，加入冰糖，改用文火继续煮40分钟即可。该食疗方具有安神养心、健脾和胃之效。

② 药物调理

肝风内动的患者，可选用天麻、钩藤、石决明、桑寄生、夜交藤、栀子、杜仲、龙骨、牡蛎、龟板、玄参、川楝子等组方；肝郁脾虚的患者，多选用半夏、橘皮、胆南星等化痰之品，柴胡、川芎等行气之品，白术、茯苓等健脾渗湿之品组方，或舒肝和胃丸、越鞠丸等中成药；肝郁气滞的患者，多选用柴胡、陈皮、川芎、香附、枳壳、白芍、茯苓、甘草等组方，或逍遥散、柴胡疏肝散等中成药。

③ 穴位保健

肝风内动的患者，可选择百会、前顶、后顶、太冲、风池、大椎、外关、合谷等腧穴；肝郁脾虚的患者，可选择中脘、足三里、丰隆、阴陵泉、期门、膻中等腧穴；肝郁气滞的患者，可选择心俞、肝俞、神门、太冲、肾俞、三阴交、太溪等腧穴。

④ 情志调养

忧思过多，心情压抑是气郁证患者的主要病因，这类患者性格多内向，缺乏与外界的沟通，情志不达时精神便处于抑郁状态。所以，平时要注意精神调养。多参加社会活动、集体文娱活动；常看喜剧及富有鼓励意义的电影、电视剧，勿看悲剧、苦剧；多听轻快、明朗、激越的音乐，以提高情志；多读积极的、鼓励的、富有乐趣的、展现美好生活前景的书籍，以培养开朗、豁达的性格；在名利上不计较得失，胸襟开阔，不患得患失，知足常乐。

⑤ 运动锻炼

多参加户外运动，做一些舒缓身心的活动，如瑜伽、打球、慢跑等。

九 特禀证

特禀证是由于先天禀赋不足和禀赋遗传等因素造成的一种特殊状态。包括先天性、遗传性的生理缺陷与疾病、过敏反应等。

过敏体质的患者由于自身体质原因，容易对宠物毛发和某些食物、药物、气味、花粉等产生一系列过敏反应，如过敏性鼻炎、荨麻疹、药物过敏性皮炎、过敏性咳嗽等。遗传性疾病有垂直遗传、先天性、家族性特征，如血友病、先天愚型及中医所称的"五迟""五软"等。

（一）典型唇、舌表象及调养后的变化

① 典型唇、舌表象特征

［唇象］唇神：唇质红，不润、少泽。唇形：干红、无裂无疮、不

肿不萎。唇色：红如血染。唇态：张之能开，闭之能合，动静自如。唇四白：色白，隐隐可见（图3-23A）。

［舌象］舌质绛紫，苔薄（图3-23B）。

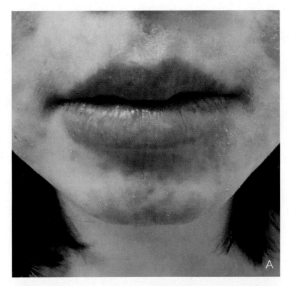

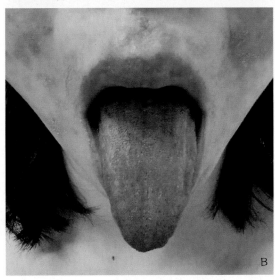

图3-23 特禀证的唇、舌表象

❷ 调养后的变化

图3-23所示的唇、舌表象为一位面部皮炎的患者，该患者表现为1周前开始，无明显诱因地突发面部瘙痒、有灼热感、时有潮红，伴有皮肤变薄、干燥脱屑等症状，遇热及紧张、饮食辛辣后加重。食欲减退，睡眠欠佳，口渴欲饮，二便自调。

经对症治疗，该患者面部皮疹明显减少，瘙痒症状明显改善。该患者现在的唇、舌表象特征如下。

［唇象］唇神：唇质淡红，不润、少泽。唇形：略干、无裂无疮、不肿不萎。唇色：淡红。唇态：张之能开，闭之能合，动静自如。唇四白：色白，隐隐可见（图3-24A）。

［舌象］舌质暗，苔薄白（图3-24B）

（二）常用的调养方法

扶正为主，祛邪为次。

❶ 膳食调养

饮食宜清淡、均衡，粗粮与细粮搭配适当，荤素配伍合理。少食荞麦（含有致敏物质：荞麦荧光素）、蚕豆、白扁豆、牛肉、鹅肉、茄子、辣椒、虾、蟹、鲤鱼等含致敏物质的食物及辛辣之品和腥膻发物。

❷ 药物调理

特禀证的患者如果问题比较严重的话，则需要采取药物的方法进行改善，可以选择中药治疗的方法。日常可以服用人参、枸杞子、大枣、灵芝、百合、银耳、乌梅等滋补强壮、扶正固本的中药进行调理。

❸ 穴位保健

可针刺或按摩太溪、照海、膈俞、肝俞、脾俞、肾俞、血海、足三

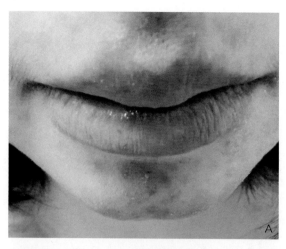

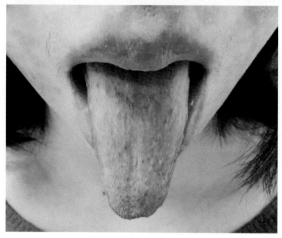

图3-24　特禀证调养后的唇、舌表象

里、丰隆、气海、膻中等腧穴，达到滋补强壮、扶正固本的功效。

④ 运动锻炼

积极参加各种体育运动，增强体质。天气寒冷时注意防寒，防止感冒。女性朋友可以采取瑜伽锻炼的方法，男性朋友可以每天晚上跑步。

⑤ 情志调养

合理安排作息时间，正确处理工作、生活和学习的关系。避免紧张情绪。

⑥ 起居调摄

居室宜通风良好。保持室内清洁，被褥、床单要经常洗晒，可防止对尘螨过敏。室内装修后不宜立即居住，应打开窗户，让甲醛等化学物质的气味挥发干净后再搬进新居。春季室外花粉较多时，要减少室外活动的时间，可防止对花粉过敏。不宜养宠物，以免对动物皮毛过敏。起居应有规律，保持充足的睡眠。

Chapter 4

第四章

常见病诊疗及自我调养方法

一 便秘

（一）典型病例

❶ 便秘（阴虚型）

患者，女，80岁。

［主诉］常年便秘，鼻塞，晨起喷嚏不断，胃反酸较严重。

［现病史］患者常年便秘，每天靠用开塞露排便。伴有鼻塞、流涕、晨起喷嚏不断。胃反酸，食后较严重，伴腹胀。上臂及右侧大转子部位酸痛。初诊该患者的唇、舌表象如下。

［唇象］唇神：唇质干枯，少泽。唇形：唇肌略显枯萎之象。唇色：色紫红。唇态：张之能开，闭之能合，动静自如。唇四白：色紫（图4-1A）。

［舌象］舌质红，少苔（图4-1B）。

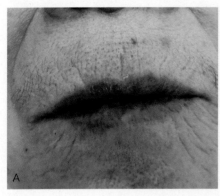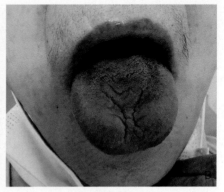

图4-1　便秘（阴虚型）患者的唇、舌表象

［诊断］西医诊断：①功能性便秘；②过敏性鼻炎；③慢性浅表性胃炎；④颈椎病；⑤腰椎退行性变。

中医诊断：①便秘（阴虚型）；②鼻渊；③胃脘痛；④痹病。

经对症治疗4周后，该患者的胃反酸、腹胀、大便干、鼻塞、流涕及晨起打喷嚏症状明显改善，但上臂及右侧大转子部位酸痛症状无明显改善。该患者现在的唇、舌表象如下。

［唇象］唇神：唇质荣润红活，有生气、有光泽。唇形：唇肌略显枯萎之象。唇色：色紫。唇态：张之能开，闭之能合，动静自如。唇四白：色淡（图4-2A）。

［舌象］舌质淡，苔薄白（图4-2B）。

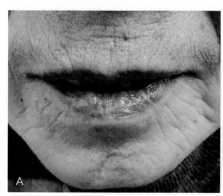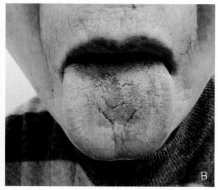

图4-2 便秘（阴虚型）患者调养后的唇、舌表象

❷ 便秘（脾虚型）

患者，女，49岁。

［主诉］大便3天一行，口中有甜味。

［现病史］患者大便不调，3天一行，周身乏力，口水较多，自觉口中有甜味。身体发胖，饮食可，睡眠欠佳。初诊该患者唇、舌表象如下。

［唇象］唇神：唇质略干，少泽。唇形：无裂无疮、不肿不萎。唇色：色黄略红。唇态：张之能开，闭之能合，动静自如。唇四白：色黄（图4-3A）。

［舌象］舌质淡，舌体胖大，苔水滑（图4-3B）。

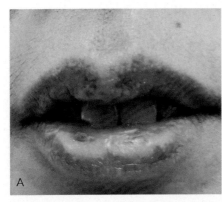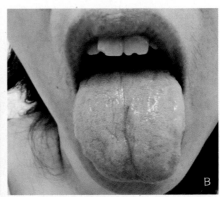

图4-3　便秘（脾虚型）患者的唇、舌表象

［诊断］西医诊断：功能性便秘。

中医诊断：便秘（脾虚型）。

经对症治疗2周，该患者便秘改善，大便1～2天一行，睡眠改善。腹部脂肪减少，口角流涎、口甜症状亦明显改善。该患者现在的唇、舌表象如下。

［唇象］唇神：唇质较前荣润，少泽。唇形：略干，但较前改善，无裂无疮、不肿不萎。唇色：色略黄。唇态：张之能开，闭之能合，动静自如。唇四白：色黄（图4-4A）。

［舌象］舌质淡，苔薄白（图4-4B）。

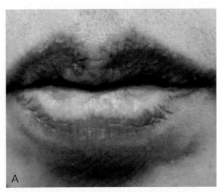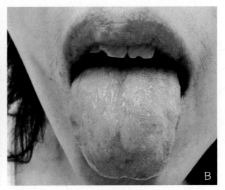

图4-4　便秘（脾虚型）患者调养后的唇、舌表象

（二）便秘的自我调养方法

❶ 膳食调养

①增加食物中粗纤维素的含量，采取多渣饮食，包括富含纤维素的蔬菜、水果及粗粮，例如红薯、韭菜、白菜、西葫芦、豆芽、魔芋、萝卜、菠菜、香蕉、苹果、火龙果、猕猴桃、芝麻、松子仁、核桃、燕麦、糙米等。利用它们的吸水性，使肠内容物膨胀，从而促进肠道的蠕动以利于排便。②多饮水，每天饮水800～1500毫升，每天清晨空腹喝1杯温开水，刺激胃肠蠕动，使大便软化，同时对排便有促进作用。③少食用过于精细的食品，多食用粗粮、豆类及其制品，以增加维生素B_1的摄取量。维生素B_1摄取不足可影响神经传导，减缓胃肠蠕动，不利于食物的消化吸收和排泄。便秘（脾虚型）患者尤其要注意膳食调养。

❷ 起居调摄

坚持饭后慢行20～40分钟，适当进行体育锻炼，以强壮身体，增强食欲，提高排便辅助肌的收缩力；合理放松自己，疏解压力；养成良好的排便习惯，譬如在每天早上的时候排便，然后控制每一次排便时间在5～10分钟，久而久之，人体就会形成规律，习惯在这个时间排便。此法适合任何证型的便秘患者。

❸ 腹部按摩

（1）仰卧松开腰带，屈曲双膝，两掌搓热后，左手平放在右下腹部，右手放在左手背上，向上推至右肋下部，顺着脐上方横过腹部，至左下腹，在该处做深而慢的揉按，然后推到原处即是1圈。每天早餐后30分钟，行腹部按摩5～10分钟，结束后解大便。

（2）腹部按摩每天早晚各1次，每次顺时针20圈，逆时针20圈，便前顺时针按摩，能疏通气血，促进排便。此法适合阴虚型便秘患者。

❹ 小偏方

（1）鸭梨1个，洗净切成薄片放入碗中，加水200毫升、蜂蜜100克，上锅蒸半小时，趁热服用，每晚1次。此方适合老年人服用。

（2）土豆削皮、切碎、榨汁，将汁用小火煮，待汁黏稠时，加适量凉性蜂蜜（如槐花蜜、荆花蜜等），搅拌均匀即可食用。此方适合热证便秘患者。

（3）一汤勺食醋和等量蜂蜜，用温凉开水搅拌均匀后服用，每天1～2次。此方适合脾虚型便秘患者。

二 痤疮

（一）典型病例

患者，男，22岁。

［主诉］面部多发红色丘疹1年余。

［现病史］面部多发红色丘疹，丘疹根盘大，质硬，有脓头，有触痛。多集中在两侧下颌部。时有大便秘结，小便可。初诊该患者的唇、舌表象如下。

［唇象］唇神：唇质荣润红活，有生气、略紧张。唇形：略干、纹理清晰、柔细均匀、无裂无疮、不肿不萎。唇色：色深红。唇态：张之能开，闭之能合，动静自如。唇四白：色白，隐隐可见（图4-5A）。

［舌象］舌质略紫，少津，苔薄白（图4-5B）。

［诊断］西医诊断：痤疮。

中医诊断：粉刺（热毒型）。

经对症治疗2周，该患者面部丘疹脓头消失，颜色变浅，变软，大

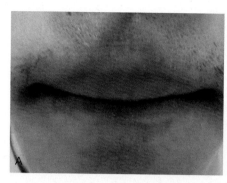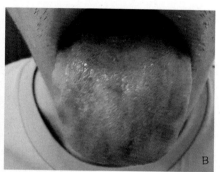

图4-5　粉刺（热毒型）患者的唇、舌表象

便不调，时干时软。舌质略红，苔润滑、少苔，脉沉数。该患者现在的唇、舌表象变化如下。

　　[唇象]唇神：唇质荣润红活，有生气、有光泽。唇形：干湿适中、纹理清晰、柔细均匀、无裂无疮、不肿不萎。唇色：色红，较初诊时之深红色变浅。唇态：张之能开，闭之能合，动静自如。唇四白：色白，隐隐可见（图4-6A）。

　　[舌象]舌淡红，苔薄白（图4-6B）。

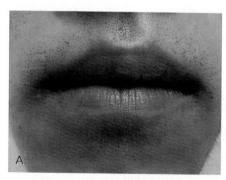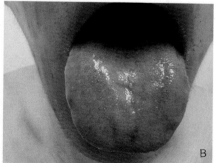

图4-6　粉刺（热毒型）患者调养2周后的唇、舌表象

　　经对症治疗4周，该患者面部丘疹明显减少，新增少量丘疹，二便正常。舌质淡红，苔薄白，脉浮。该患者现在的唇、舌表象如下。

　　[唇象]唇神：唇质荣润红活，有生气、有光泽。唇形：干湿适

中、纹理清晰、柔细均匀、无裂无疮、不肿不萎。唇色：色淡红。唇态：张之能开，闭之能合，动静自如。唇四白：色白，隐隐可见（图4-7A）。

［舌象］舌淡略红，苔薄白（图4-7B）。

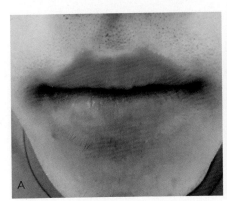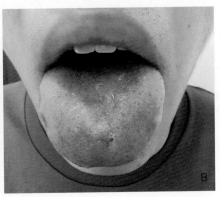

图4-7　粉刺（热毒型）患者调养4周后的唇、舌表象

经对症治疗6周，该患者面部丘疹基本消失，无新增丘疹，二便正常。舌质淡，苔薄白，脉浮。该患者现在的唇、舌表象如下。

［唇象］唇神：唇质荣润红活，有生气、有光泽。唇形：干湿适中、纹理清晰、柔细均匀、无裂无疮、不肿不萎。唇色：色淡粉。唇态：张之能开，闭之能合，动静自如。唇四白：色白，隐隐可见（图4-8A）。

［舌象］舌淡，苔薄白（图4-8B）。

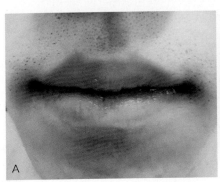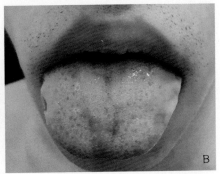

图4-8　粉刺（热毒型）患者调养6周后的唇、舌表象

（二）痤疮的自我调养方法

① 膳食调养

少食脂肪、糖类等油腻饮食和甜食，忌辛辣刺激性食物及鱼腥发物，多食新鲜清凉性的蔬菜水果，如绿豆芽、苦瓜、冬瓜、丝瓜、黄瓜等，有利于病情康复。此调养方法适合任何证型的粉刺（痤疮）患者。

② 起居调摄

注意情绪，不能熬夜。每天多次用温水清洗面部，以减少油脂、灰尘堵塞毛孔，特别是处于高灰尘、高热环境后，更应及时清洗，但需注意在大热大汗时不宜立即用冷水洗脸。平时不宜挤压痤疮，以免造成继发性感染引起脓疱或疖肿，甚至造成瘢痕。热毒型、湿热型患者尤其需要注意这一点。所有证型的粉刺（痤疮）患者平时注意少用或不用油脂性、刺激性强的化妆品，以防化妆品过敏而使粉刺（痤疮）加重。

③ 情志调养

当患者心情不好或精神压力大的时候，面部痤疮就会产生，甚至加重。这主要与下丘脑-垂体-肾上腺皮质轴功能失调，导致皮脂腺分泌增多有关。因此患者要保持良好的心态，对痤疮的治疗非常重要。

三　斑秃

（一）典型病例

患者，女，59岁。

［主诉］头顶百会穴附近片状脱发半月余。

［现病史］该患者2周前，因工作压力较大，连续熬夜，晨起突然

发现头顶部脱发，未经治疗来诊。查体示：头顶部片状脱发5厘米×5厘米，脱发局部无毛囊。初诊该患者的唇、舌表象如下。

［唇象］唇神：唇质略干，少泽。唇形：有皮屑、皮燥多皱、右侧㖞斜、无裂无疮、不肿不萎。唇色：色紫乌。唇态：张之能开，闭之能合，动静自如。唇四白：色白（图4-9A）。

［舌象］舌淡白，苔薄白（图4-9B）。

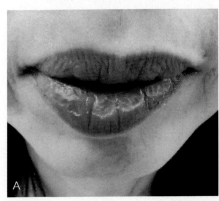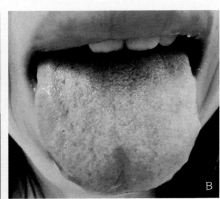

图4-9　油风（心肾不交型）患者的唇、舌表象

［诊断］西医诊断：斑秃

中医诊断：油风（心肾不交型）。

经对症治疗12周，该患者局部脱发处已经有毛发长出，但毛发稀疏。该患者现在的唇、舌表象如下。

［唇象］唇神：唇质荣润红活，有生气、有光泽。唇形：干湿适中、右侧㖞斜、无裂无疮、不肿不萎。唇色：色淡红。唇态：张之能开，闭之能合，动静自如。唇四白：色白（图4-10A）。

［舌象］舌淡，苔薄白（图4-10B）。

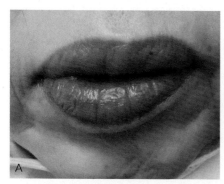 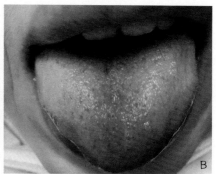

图4-10　油风（心肾不交型）患者调养后的唇、舌表象

（二）斑秃的自我调养方法

① 膳食调养

多吃黑芝麻或进行生姜涂擦。黑芝麻中含有大量的维生素E，而维生素E能够有效地促进细胞分裂，生成新的细胞，起到抗衰老的作用，对于头皮和头发都有很好的保养效果，头发脱落是新陈代谢的具体体现，而促进细胞再生可以有效地促使新头发生成。生姜有很好的治疗脱发的作用，口服的作用不大，但是如果将生姜榨成汁或泡水外涂可以很好地缓解斑秃的症状，也可以较快地活化毛囊促进生发。此调养方法主要适合肝肾阴虚、心肾不交型斑秃。

② 毛发护理

按摩头皮：可用牛角梳梳头，具有清热解毒、促进头皮的血液循环和清除废角质与油污的作用，能够很好地保养毛囊，促进生发。此法主要适合湿热型斑秃。

洗发方法：2000毫升淘米水，发酵48小时（夏天可以适当缩短时间）后，用发酵的淘米水洗发，然后用加入10毫升柠檬汁的1000毫升清水洗头发，每周2次，可养护受损毛发。

③ 情志调养

大多数人主要是由于精神上过于焦虑压抑及状态不稳定造成斑秃，可以制订生活计划，保证规律的饮食习惯和运动习惯，放空思想让自己得到放松，缓解精神压力从而治疗斑秃。此法主要适合肝郁脾虚、气滞血瘀型斑秃。

四 肥胖

（一）典型病例

患者，女，23岁。

[主诉] 身体笨重3年，面部出现小丘疹1年。

[现病史] 患者3年前开始，无明显诱因，身体逐渐发胖，近1年，面部多发红色丘疹，未经治疗，今来诊。现患者表现为身体发胖，BMI指数为34，面部多发红色丘疹，周身倦怠，嗜睡，饮食可，大便不成形。初诊该患者的唇、舌表象如下。

[唇象] 唇神：唇皮略干，少泽。唇形：肿胀、略干、有细小裂纹。唇色：色红。唇态：张之能开，闭之能合，动静自如。唇四白：色白（图4-11A）。

[舌象] 舌质红，苔薄白（图4-11B）。

[诊断] 西医诊断：①单纯性肥胖；②痤疮。

中医诊断：①肥胖病（脾胃湿热型）；②粉刺。

该患者为脾虚运化不足，久则湿热内蕴。经对症治疗，患者的BMI指数由34变为32，面部丘疹减少，周身倦怠、嗜睡症状改善，饮食明显减少，大便基本成形。该患者现在的唇、舌表象如下。

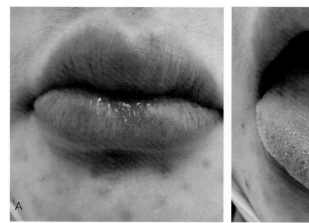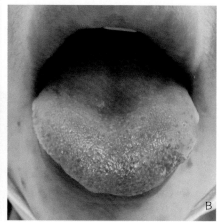

图4-11 肥胖病（脾胃湿热型）患者的唇、舌表象

［唇象］唇神：唇质略干、少泽。唇形：略肿胀，无裂纹。唇色：色淡红。唇态：张之能开，闭之能合，动静自如。唇四白：色白（图4-12A）。

［舌象］舌质淡，苔薄白（图4-12B）。

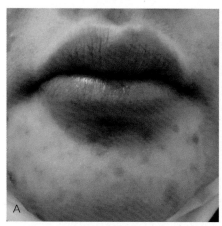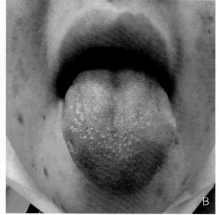

图4-12 肥胖病（脾胃湿热型）患者调养后的唇、舌表象

（二）肥胖的自我调养方法

① 膳食调养

以清淡饮食为首选，多食红豆、绿豆、薏苡仁、空心菜、黄瓜、丝瓜、冬瓜、莲藕、西瓜、荸荠等；晚上6点以后禁止进食。此调养方法适合任何证型的肥胖病患者。

② 起居调摄

不要长期熬夜，或者过度疲劳。脾虚型肥胖病患者应尤其注意这一点。

③ 运动锻炼

每天坚持运动，如中长跑、游泳、爬山、瑜伽等。可以消耗体内多余的热量，排泄多余的水分，达到清热除湿的目的。肝郁脾虚型肥胖病患者应尤其注意这一点。

④ 穴位保健

按摩或拔罐三阴交、阴陵泉、阳陵泉、大椎、曲池、承山、委中、胃俞、三焦俞、脾俞等腧穴。此法适合脾虚型肥胖病患者。

五 荨麻疹

（一）典型病例

患者，女，29岁。

[主诉]周身瘙痒、有皮疹1年余，头部三处脱发2周。

[现病史]该患者周身瘙痒，每天发作2~3次，夜间较甚。有皮疹1年余，皮疹色红，呈片状分布，时有时无。多方治疗，时好时坏。近2周出现头部三处脱发，分别在前额部（4厘米×3厘米、5厘米×4厘米）、头顶部

（3厘米×4厘米）。脱发处皮肤光滑、无毛囊。饮食可，二便自调。初诊该患者的唇、舌表象如下。

〔唇象〕唇神：唇质荣润红活，有生气、有光泽。唇形：不干不湿、纹理清晰、柔细均匀、无裂无疮、不肿不萎。唇色：色呈胭脂红。唇态：张之能开，闭之能合，动静自如。唇四白：色白，隐隐可见（图4-13A）。

〔舌象〕舌质淡红，苔腻略黄（图4-13B）。

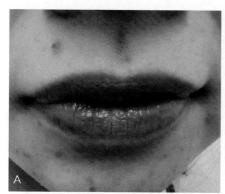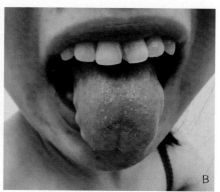

图4-13 瘾疹（湿热型）患者的唇、舌表象

〔诊断〕西医诊断：①荨麻疹；②斑秃。

中医诊断：①瘾疹（湿热型）；②油风。

经对症治疗，该患者周身瘙痒及皮疹症状基本消失，头部脱发症状无明显改善，为肾阴虚之表现。该患者现在的唇、舌表象如下。

〔唇象〕唇神：唇质荣润红活，有生气、有光泽。唇形：不干不湿、纹理清晰、柔细均匀、无裂无疮、不肿不萎。唇色：色淡红。唇态：张之能开，闭之能合，动静自如。唇四白：色白，隐隐可见（图4-14A）。

〔舌象〕舌质淡，苔薄白（图4-14B）。

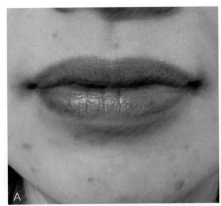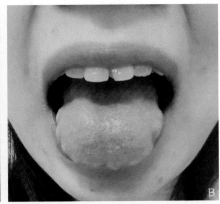

图4-14 瘾疹（湿热型）患者调养后的唇、舌表象

（二）荨麻疹的自我调养方法

❶ 寻找过敏原

荨麻疹有好几种类型，比如胆碱能性荨麻疹，多发于紧张或运动导致出汗后；寒冷性荨麻疹，多发于受凉后，比如温度骤降、遇冷水等；有些荨麻疹是出现在一个固定的时间，例如傍晚；还有因为食物过敏的荨麻疹。找出过敏原对治疗荨麻疹具有重要意义，患者今后可尽量避开这些过敏原。

❷ 膳食调养

不吃容易引发过敏的食物。忌食鱼、虾等腥膻发物，还有一些刺激性食物，它们会降低肠胃的消化功能。这些食物变成残渣后在肠道中会滞留很久，产生蛋白胨和多肽，会提高过敏的概率。患者平时可多吃富含维生素的食物，例如蔬菜、水果等，多吃碱性食物，例如荠菜、海带等。

❸ 起居调摄

有荨麻疹病史的患者要勤洗澡、勤换衣，做好室内清洁，少养或不养花草和宠物，以免过敏。少接触化纤衣物、染发剂和橡胶手套等刺激人体、引起过敏的东西。抓挠对病情起不了缓解作用，反而会使更多过敏原释放于血液中，让病情更严重。

④　情志调养

不良的情绪也是导致慢性荨麻疹不断发病的关键原因，所以患者一定要注意控制情绪，树立积极乐观的心态。避免情绪波动过大，避免情绪过于消极。积极良好的心态、平和的心情对治疗荨麻疹及调理过敏体质的作用非常重要。

⑤　穴位保健

可采用温灸治疗神阙、风市、风池、百虫窝等腧穴，每天1～2次，每次15～20分钟。

六　口腔溃疡

（一）典型病例

患者，女，43岁。

［主诉］口角痛，大便不爽。

［现病史］该患者腹胀、腹满1周，近日发现排便不爽，大便黏，继之出现口角溃烂。初诊该患者的唇、舌表象如下。

［唇象］唇神：唇质略干、少泽。唇形：纹理清晰、柔细均匀、左侧口角有唇疮。唇色：色微黄。唇态：开合受限。唇四白：色淡紫（图4-15A）。

［舌象］舌质红，苔略黄而腻（图4-15B）。

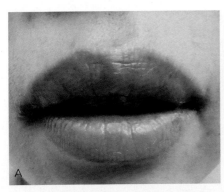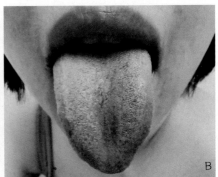

图4-15　口疮（脾胃湿热型）患者的唇、舌表象

［诊断］西医诊断：口腔溃疡。

中医诊断：口疮（脾胃湿热型）。

经对症治疗，该患者口疮已消失，腹胀、腹满症状基本消失，大便正常。该患者现在的唇、舌表象如下。

［唇象］唇神：唇质略干、少泽。唇形：纹理清晰、柔细均匀、无肿、无口疮。唇色：色微黄略红。唇态：开合受限。唇四白：色淡紫（图4-16A）。

［舌象］舌质淡红，苔略黄而腻（图4-16B）。

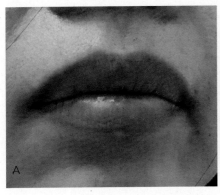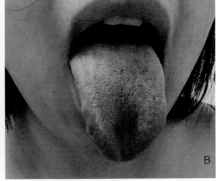

图4-16　口疮（脾胃湿热型）患者调养后的唇、舌表象

（二）口腔溃疡的自我调养方法

❶ 起居调理

生活起居规律，加强身体锻炼，提高机体抗病能力。强调患者戒烟、戒酒。

❷ 膳食调养

合理调配饮食，饮食宜清淡易消化，并富含高热量、高蛋白，多吃新鲜蔬菜及水果；如患者饮食不便，可用鼻饲法；忌辛辣刺激饮食。

❸ 情志调养

做好心理护理工作，因长期反复口腔溃疡，患者往往失去治愈的信心，甚至对生活、工作、前途忧虑重重，应鼓励患者树立战胜疾病的决心和信心。

❹ 药物调理

①溃疡面大：用西瓜霜粉敷。西瓜霜具有清热泻火、消肿止痛的功效，是治疗咽喉、口腔疾病的良药。每天可敷数次，一般敷2~3天溃疡面即可痊愈。②反复溃疡：蜂蜜水内服。口腔溃疡患者可用10%的蜂蜜水漱口，每天漱5~10次，每次漱口时让蜂蜜水在口中停留3分钟左右，具有清热解毒的功效。还可用消毒棉签蘸取蜂蜜涂于溃疡面上，让蜂蜜在溃疡面上停留15分钟左右，然后将蜂蜜连口水一起咽下，每天可涂抹数次。③肿痛难忍：口腔溃疡患者可将少量的云南白药粉末外敷于溃疡面上，每天可敷2次，一般敷2~3天溃疡面即可痊愈。云南白药具有化瘀、止血、抗炎、解毒、消肿的作用。④儿童口腔溃疡：儿童口腔溃疡可将西瓜汁含于口中，每次含2~3分钟后咽下，每天可含数次。此疗法极适合儿童使用。西瓜汁具有清热解毒的效果。⑤溃疡不容易愈合：口腔溃疡不易愈合患者可用消毒棉签蘸取冰片涂在溃疡面上，每天可涂2

次。此疗法的特点是见效快，一般涂1~2天就可使溃疡面愈合。但需要注意的是，冰片性辛凉，不宜经常使用。⑥止痛：口腔溃疡患者可将30粒六神丸碾成粉末，再加入2毫升凉开水将其调成稀糊状待用。用消毒棉签蘸取六神丸粉糊，将其涂在溃疡面上。

七　三叉神经痛

（一）典型病例

[主诉]左面部疼痛半年余。

[现病史]半年前始，左面部疼痛难忍，张口困难。采用中西药口服、针灸等多方治疗后，时好时坏，今来诊。现表现为左侧面部痛，不敢张嘴，常因吃饭、洗脸诱发面部剧痛，以上、下颌部较甚，每天疼痛十余次，昼轻夜重。食欲减退，时有便秘。初诊该患者的唇、舌表象如下。

[唇象]唇神：唇质红活，有生气、少光泽。唇形：干湿适中、纹理清晰。唇色：色乌紫。唇态：上下唇紧聚，不能自然放松、开合。唇四白：色红（图4-17A）。

[舌象]舌质红，苔薄黄腻（图4-17B）。

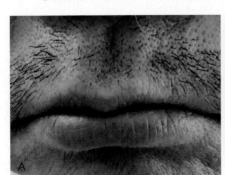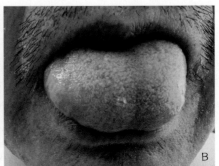

图4-17　面痛（湿热内蕴型）患者的唇、舌表象

［诊断］西医诊断：三叉神经痛。

中医诊断：面痛（湿热内蕴型）。

经对症治疗2周，该患者面部疼痛症状明显改善，每天2～3次，便秘症状改善。该患者现在的唇、舌表象如下。

［唇象］唇神：唇质红活，有生气、有光泽。唇形：干湿适中、纹理清晰。唇色：唇色淡紫。唇态：唇口开合略有困难，饮食言笑受限较前明显改善。唇四白：色白，隐隐可见（图4-18A）。

［舌象］舌质淡红，苔薄略黄（图4-18B）。

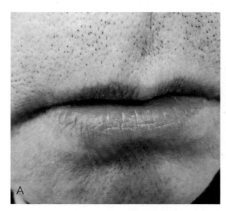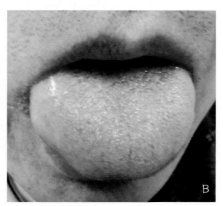

图4-18　面痛（湿热内蕴型）患者调养后的唇、舌表象

（二）三叉神经痛的自我调养方法

❶ 起居调摄及摄食调理

生活、饮食要有规律，保证足够的睡眠和休息，保持心情舒畅、情绪稳定，注意头、面部保暖，洗脸、刷牙、修面、理发、吃饭等动作要轻柔，尽量避免三叉神经痛的触发点。忌酒、酸辣、浓茶、咖啡、人参补品及过凉、过热、油炸和各种刺激性食物。

② 穴位保健

患者仰卧，在颜面部迎香穴施用按法、揉法，沿上颌下缘经颧髎穴、下关穴至耳门止，继而揉太阳穴，反复5分钟。再掐攒竹穴，按颊车穴，掐地仓穴，按上关穴、下关穴，各穴均操作2分钟。以拇指推额前正中处向两侧往外分推数遍，再于两侧眉上的阳白穴向上经本神穴至完骨穴直推数遍；揉两侧风池穴，再推捏合谷穴，每穴均施术2分钟。

③ 运动锻炼

双手洗净，搓热，按摩颜面（上下运动）及双耳（圆形运动，内劳宫穴始终对准耳壳）各25次。再用双手小指点压眼眶周围25圈，最后用双手食指压耳前听会穴处（可触及颞动脉搏动）3次，按时呼气，放松时吸气。

④ 药物调理

蜈蚣1条，地龙10克，蝼蛄10克，五倍子10克，生胆南星15克，生半夏10克，白附子10克，木香10克。将上药研为细末，每次取适量用醋调成饼状，置于一次性穴位贴内，贴敷于患侧太阳穴上，每日换1次。

八 黄褐斑

（一）典型病例

患者，女，43岁。

[主诉]面部黄褐斑3年。

[现病史]面部多发黄褐斑，分布于上下眼睑、颧部、两颊部。伴月经量少、有血块、痛经等症。饮食可，二便自调。初诊该患者的唇、

舌表象如下。

[唇象]唇神：唇质荣润、红活，有生气、少泽。唇形：干湿适中、纹理清晰、柔细均匀、无裂无疮、不肿不萎。唇色：色暗红。唇态：张之能开，闭之能合，动静自如。唇四白：色白，隐隐可见（图4-19A）。

[舌象]舌质暗，散在瘀斑，苔薄白（图4-19B）。

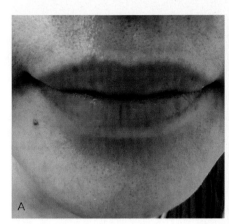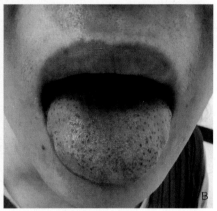

图4-19　肝斑（气滞血瘀型）患者的唇、舌表象

[诊断]西医诊断：①黄褐斑；②内分泌失调。

中医诊断：①肝斑（气滞血瘀型）；②痛经。

经对症治疗，该患者色斑颜色变淡，数量减少，月经量较前增加，但仍有经后腹痛，程度较前改善。该患者现在的唇、舌表象如下。

[唇象]唇神：唇质荣润、红活，有生气、少泽。唇形：干湿适中、纹理清晰、柔细均匀、无裂无疮、不肿不萎。唇色：色淡红。唇态：张之能开，闭之能合，动静自如。唇四白：色白，隐隐可见（图4-20A）。

[舌象]舌质淡，苔薄白（图4-20B）。

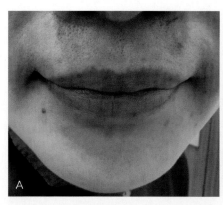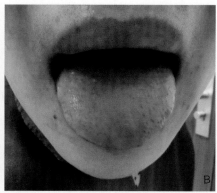

图4-20　肝斑（气滞血瘀型）患者调养后的唇、舌表象

（二）黄褐斑的自我调养方法

❶ 膳食调养

多吃一些抗氧化的食物，这样对身体衰老的延缓有利。像常见的蔬菜、水果、粗粮等含有人体需要的维生素E、维生素C、叶酸等物质，这些物质获取充足，可以达到调养身体、延缓衰老的目的，这样身体衰老速度变得缓慢，黄褐斑才不会大量滋生。

❷ 运动锻炼

如果平时经常存在不良生活习惯，有可能会导致患者内分泌功能紊乱，内分泌功能紊乱的过程中身体也容易衰老，甚至会影响女性患者的卵巢功能。因此，需要从运动入手，健康的运动是改善卵巢功能的一种有效方式，运动合理的患者身体衰老的速度变得缓慢，能防止色斑或者皱纹大量出现。想要改善黄褐斑的患者，需要保证充足的运动量。

❸ 情志调养

很多人总是存在不良情绪，情绪波动明显时会导致内分泌功能紊乱，这样脸部的色斑也会越来越多。如果可以保持心态良好，情绪稳定，就能够避免黄褐斑越来越多。

④ 起居调摄

睡眠充足也是改善黄褐斑的一种有效措施。在年龄增长的过程中，身体衰老速度会加快。如果患者可以养成健康良好的睡眠习惯，身体调养得当，免疫功能增强，器官维持良好，激素水平不再波动，黄褐斑大量滋生的情况才能得到控制。患者平时还应注意防晒。

⑤ 穴位保健

局部取穴为主。主穴：阿是穴。配穴：肝瘀气滞者取行间、太冲、气海、三阴交等腧穴，可疏通气血荣面祛斑；肾虚火旺（肝肾阴虚）者取肝俞、肾俞、足三里、关元、命门等腧穴，可补养肝肾、调理气血、养阴退斑；脾虚湿阻者取脾俞、肾俞、三阴交、足三里等腧穴，可健脾化湿。上述穴位还可采用刮痧或按摩的方法治疗。

⑥ 药物调理

患者可常喝五花茶，具有清肝热、去心火的作用。

五花茶有南北之分。

南五花茶组成：金银花10克，菊花10克，槐花10克，木棉花15克，鸡蛋花10克，500毫升水冲服。

北五花茶组成：金银花10克，菊花10克，槐花10克，木棉花15克，葛花10克，500毫升水冲服。

九 面部过敏性皮炎

（一）典型病例

患者，女，51岁。

[主诉]口干、口渴、面部皮疹、鼻塞。

[现病史]患者的面部做过光动力治疗，之后出现面部皮疹，色红，晨起鼻塞、喷嚏不断。近日出现口干、口渴较甚，面部发干、皮疹增多、发红，晨起鼻塞、喷嚏不断。饮食可，二便自调。初诊该患者的唇、舌表象如下。

[唇象]唇神：唇质干燥，无生气、少泽。唇形：唇干，有裂纹、破损。唇色：色干红。唇态：张口受限。唇四白：色白，隐隐可见（图4-21A）。

[舌象]舌质红，少苔（图4-21B）。

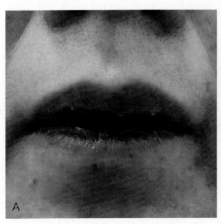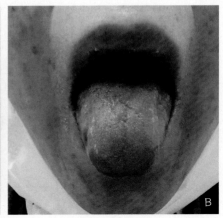

图4-21　面部痒疹（阴虚内热型）患者的唇、舌表象

[诊断]西医诊断：①面部过敏性皮炎；②过敏性鼻炎。

中医诊断：①面部痒疹（阴虚内热型）；②鼻渊。

经对症治疗，该患者晨起鼻塞、喷嚏症状明显改善。口干、口渴、面部发干、皮疹等症状均有不同程度的改善。该患者现在的唇、舌表象如下。

[唇象]唇神：唇质略干，红活，有生气、少光泽。唇形：无裂无

疮、不肿不萎。唇色：色红略干。唇态：张之能开，闭之能合，动静自如。唇四白：色白，隐隐可见（图4-22A）。

［舌象］舌质淡红，少苔（图4-22B）。

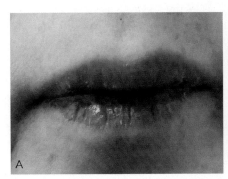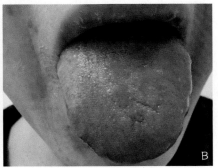

图4-22　面部痤疮（阴虚内热型）患者调养后的唇、舌表象

（二）面部过敏性皮炎的自我调养方法

❶ 起居调摄

（1）远离含激素的化妆品

许多人都会有这样的体会，某一种化妆品涂在脸上效果会特别好，但是一旦停止使用，脸就会出现发红、瘙痒等症状，证明该化妆品里含有激素成分，切记不要再使用下去了。另外，在过敏期间一定不要使用激素类的外用药，虽然会好得很快，但是会引起激素性皮炎，反复发作，久治不愈。

（2）用不含酒精的爽肤水

爽肤水的作用是给面部清爽及光滑的感觉。一般的爽肤水大多含酒精，除了会令敏感皮肤容易发红外，当酒精挥发后，还会使皮肤出现紧绷现象，所以应选择性质温和且不含酒精、香料的爽肤水，涂时用食指、中指及无名指指腹轻弹，千万不要用力拍打，以免受到刺激。

（3）正确洁面

常用冷水洗脸，增强皮肤的抵抗力。如皮肤不适应，可先用温水（20～30℃），再逐渐降低水温，使用天然材料制成的洗面奶或刺激性小的香皂，最好使用防过敏洗面奶。洗澡和洗脸分开，洗澡水过烫，不适宜用来洗脸。

② **膳食调养**

维生素C、钙和锌会帮助解毒和减轻皮肤炎症反应。日常生活中可以多吃一些富含维生素C、钙和锌的食物，如柠檬、橙子、苹果、西红柿、白菜、油菜、黄瓜、瘦猪肉、豆腐、黄豆、红豆、胡萝卜、牛奶等。

③ **情志调养及运动锻炼**

心情放松，多做户外运动，如快走、慢跑、打太极拳、骑单车等都可以舒缓心情并提高自身的免疫力。

手癣

（一）典型病例

患者，女，67岁。

［主诉］双手、足瘙痒，有皮屑。

［现病史］该患者双手、足瘙痒，有皮屑，反复发作3年。接触水或洗衣服后加重，与精神情绪因素有关，着急上火也加重。饮食可，大便黏，小便黄。初诊该患者的唇、舌表象如下。

［唇象］唇神：唇质红活，缺乏生气、少泽。唇形：下唇肿胀，口角有疮。唇色：色暗红。唇态：张之能开，闭之能合，动静自如。唇四白：色紫（图4-23A）。

［舌象］舌质暗红，苔腻略黄（图4-23B）。

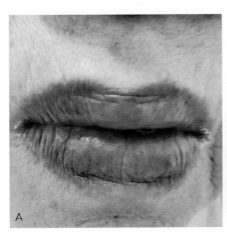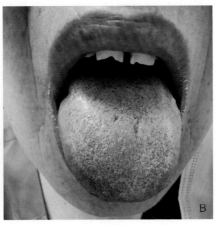

图4-23 鹅掌疯（脾胃湿热型）患者的唇、舌表象

［诊断］西医诊断：手癣。

中医诊断：鹅掌疯（脾胃湿热型）。

经对症调理，该患者双手、足瘙痒症状明显改善，皮屑基本消失，饮食可，二便自调。该患者现在的唇、舌表象如下。

［唇象］唇神：唇质红活，有生气、少泽。唇形：干湿适中、纹理清晰、柔细均匀、无裂无疮、不肿不萎。唇色：色淡红略黄。唇态：张之能开，闭之能合，动静自如。唇四白：色紫（图4-24A）。

［舌象］舌质淡，苔淡略黄（图4-24B）。

（二）手癣的自我调理方法

❶ 膳食调养及起居调摄

少吃辛辣及刺激性食物。清淡饮食，多吃蔬菜和水果，养成每天排大便的习惯；戒掉不良习惯，如抽烟、喝酒、熬夜等。少接触化学试剂，如洗洁精、消毒液等。

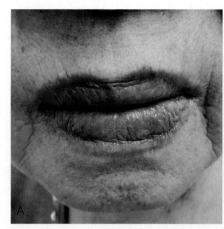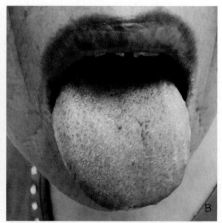

图4-24 鹅掌疯（脾胃湿热型）患者调理后的唇、舌表象

此外，患者的毛巾、拖鞋、浴盆要与别人分开，否则会引起传染。穿的鞋子透气性要好，保持干燥，不要穿胶鞋。袜子要勤换洗。

② 中药熏洗

红花10克、艾叶30克、花椒20粒、马齿苋30克，煎出1000毫升药液，将10克冰片加入药液搅匀，加500毫升食用白醋混匀泡双手或双脚，每天2次，每次15~30分钟。

③ 情志调理

保持心情愉快，坚持体育锻炼。

十一 下颌关节炎

（一）典型病例

患者，女，27岁。

[主诉]下颌关节痛2周。

[现病史]2周前开始，无明显诱因出现右侧下颌关节部位肿胀、疼

痛、活动受限。口服消炎药疼痛略有缓解，但活动仍受限。现患者表现为右侧下颌关节部位疼痛、活动受限。食欲减退，大便不成形。初诊该患者的唇、舌表象如下。

［唇象］唇神：唇质略干、呆板、有生气、少泽。唇形：略干、纹理清晰、无裂无疮、不肿不萎。唇色：唇色乌紫兼黄。唇态：上下唇紧聚，不能自然放松、开合（唇撮）。唇四白：色黄（图4-25A）。

［舌象］舌淡略红，苔薄（图4-25B）。

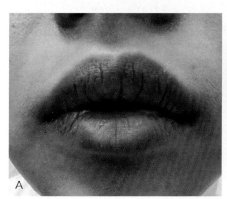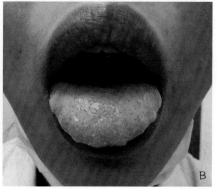

图4-25　面痛（气滞血瘀型）患者的唇、舌表象

［诊断］西医诊断：下颌关节炎。

中医诊断：面痛（气滞血瘀型）。

经对症治疗，该患者右侧下颌关节部位肿胀、疼痛症状基本消失。该患者现在的唇、舌表象如下。

［唇象］唇神：唇质红活，有生气、有光泽。唇形：略干、纹理清晰、无裂无疮、不肿不萎。唇色：上唇色淡紫、下唇色淡粉。唇态：张之能开，闭之能合，动静自如。唇四白：色白（图4-26A）。

［舌象］舌淡，苔薄白（图4-26B）。

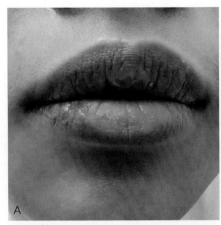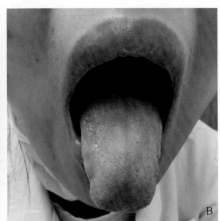

图4-26　面痛（气滞血瘀型）患者调养后的唇、舌表象

（二）下颌关节炎的自我调养方法

① 膳食调养

时刻提醒患者吃东西时要注意，不要吃硬的食物，不要吃需要用力咬的食物，少食冷热刺激关节的食物，不要吃需要咀嚼太长时间的食物，让关节骨多休息。

② 起居调摄及情志调养

注意关节保暖，多热敷关节，比如在家里用热的湿毛巾敷一下关节处。注意休息。这类疾病心理原因占很重要的部分，要注意尽可能让自己转移注意力，放轻松，不要有太大压力，注意舒缓情绪。

③ 穴位保健

下颌关节炎（颞颌关节紊乱）是可以通过针灸按摩治愈的，也可以自己运用一些按摩手法治疗。用手指按到颞颌关节处（下关穴），向一个方向进行按摩，增强表面肌肉的稳定性。

十三　浆细胞性乳腺炎

（一）典型病例

患者，女，30岁。

[主诉] 左侧乳房乳晕周围肿、胀、痛2个月，溃疡1个月。

[现病史] 患者于2个月前始，因情志不遂，左侧乳房乳晕周围出现胀痛，继之红肿、破溃（破溃面积3厘米×3厘米），有脓性分泌物，有异味。饮食可，二便自调。

[病理检测] 左乳结节快速细针穿刺涂片发现大量中性粒细胞、组织细胞、成纤维细胞及增生的导管上皮细胞，符合急性炎症性病变。初诊该患者的唇、舌表象如下。

[唇象] 唇神：唇质红活，有生气、有光泽。唇形：干湿适中、纹理清晰、柔细均匀、无裂无疮、不肿不萎。唇色：上唇色紫、下唇色红。唇态：张之能开，闭之能合，动静自如。唇四白：色白，隐隐可见（图4-27A）。

[舌象] 舌质暗红，少苔（图4-27B）。

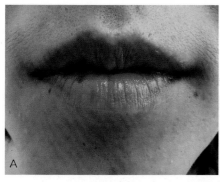
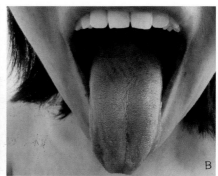

图4-27　乳痈（肝郁气滞型）患者的唇、舌表象

［诊断］西医诊断：浆细胞性乳腺炎。

中医诊断：乳痈（肝郁气滞型）。

经对症治疗，该患者乳房肿块基本消失、无红肿，仍有小面积（0.5厘米×0.5厘米）破溃未封口，极少量分泌物，无异味。饮食可，二便自调。该患者现在的唇、舌表象如下。

［唇象］唇神：唇质红活，有生气、有光泽。唇形：干湿适中、纹理清晰、柔细均匀、无裂无疮、不肿不萎。唇色：色淡。唇态：张之能开，闭之能合，动静自如。唇四白：色白，隐隐可见（图4-28A）。

［舌象］舌淡，苔薄白（图4-28B）。

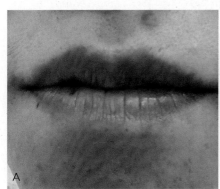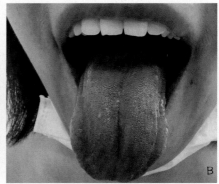

图4-28　乳痈（肝郁气滞型）患者调养后的唇、舌表象

（二）浆细胞性乳腺炎的自我调养方法

❶ 膳食调养

宜多食清热散结之食物。蔬菜可选择黄花菜、芹菜、丝瓜、苦瓜、油菜、西红柿、莲藕、茭白、茼蒿、黑木耳、海带等。忌燥热、辛辣刺激性食物，如韭菜、辣椒、芥末、酒等。此类食物食后易生热化火，使本病火热毒邪更炽，病势更甚。忌腥膻发物、油腻食物，如海蟹、肥

肉，以及油条、麻花等油炸糕点。

② **起居调摄**

注意休息、劳逸结合，生活有序，保持乐观、积极、向上的生活态度。做到茶饭有规律，生活起居有常，不过度劳累，心境开朗，养成良好的生活习惯。

③ **情志调养**

长期出现精神紧张、焦虑、烦躁、悲观等情绪，会使大脑皮质兴奋和抑制过程的平衡失调，所以患者需要保持愉快的心情。

④ **穴位保健**

取膻中、屋翳、日月、期门穴，按摩或刮痧治疗，或温灸治疗。

⑤ **药物调理**

急性期消炎，因为不是细菌引起的，所以不必用抗生素。宜用中药清热解毒，消肿散结；但不宜苦寒过重，越用凉药，肿块越不消；慢性期则用温热药。

十三 带状疱疹后遗神经痛

（一）典型病例

患者，女，60岁。

［主诉］左眼周围痛半年。

［现病史］半年前该患者患带状疱疹，疱疹消失后出现后遗神经痛症状，以左眼、左头角周围痛为主要表现。现表现为左眼、左头角周围痛，阵发性发作，伴有头晕、精神倦怠、四肢困乏等表现。初诊该患者的唇、舌表象如下。

［唇象］唇神：唇质略干，少泽。唇形：略干、纹理清晰、柔细均匀、无裂无疮、不肿不萎。唇色：上唇色紫暗，下唇凹肉中（即生髭处）呈现明显的青黄色。唇态：张之能开，闭之能合，动静自如。唇四白：色红（图4-29A）。

［舌象］舌质暗，苔淡黄略腻（图4-29B）。

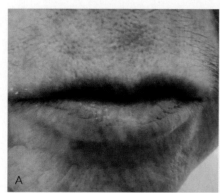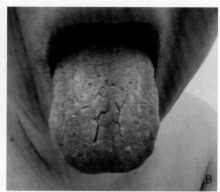

图4-29　面痛（肝郁脾虚型）患者的唇、舌表象

［诊断］西医诊断：带状疱疹后遗神经痛。

中医诊断：面痛（肝郁脾虚型）。

经对症治疗2周，该患者左眼、左头角周围痛症状明显改善。该患者现在的唇、舌表象如下。

［唇象］唇神：唇质略干，有光泽。唇形：略干、纹理清晰、柔细均匀、无裂无疮、不肿不萎。唇色：色淡紫，此为脾虚湿热之证较前改善之表现。唇态：张之能开，闭之能合，动静自如。唇四白：色白，隐隐可见（图4-30A）。

［舌象］舌质淡，苔薄白（图4-30B）。

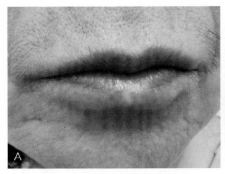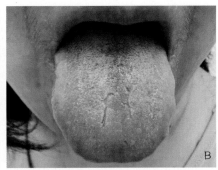

图4-30　面痛（肝郁脾虚型）患者调养后的唇、舌表象

（二）带状疱疹后遗神经痛的自我调养方法

❶　膳食调养

避免食用辛辣、刺激性食物，禁止饮酒。

❷　起居调摄

保持良好的睡眠，避免熬夜。良好的精神状态和愉悦的心情对疾病的恢复有很大的帮助。

❸　药物调理

①用蒲公英、马齿苋等量，捣烂后外敷于疼痛处。②用板蓝根、大青叶各10克，泡水喝。③取适量的仙人掌，去掉刺之后，把它捣烂，加入适量的鸡蛋清，外敷于疼痛处。④地龙，烤干之后研磨成粉，加入适量的麻油，搅拌成糊状，外涂于患处。⑤新鲜百合50克加白糖10克，捣烂后敷到患处。

❹　穴位保健

用艾灸的方法来刺激疼痛部位（阿是穴）、合谷、曲池和血海等腧穴。

参考文献

［1］金先森. 唇八卦全息图［EB/OL］.（2020-04-01）［2021-09-12］. http://www.360doc.com/content/20/0401/17/40046338_903221125. shtml.

［2］王少军. 身体有问题，看唇就知道［J］. 老年教育（长者家园），2021，38（12）：61.

［3］刘静庵. 略论"唇诊"［J］. 陕西中医学院学报，1982，05（01）：33-35.

［4］赵东奇. 嘴唇与脏腑健康的关系［EB/OL］.（2017-05-20）［2021-08-10］. https://www.haodf.com/neirong/wenzhang/5989234118.html.